健康体检
超声规范化操作手册

主 审 李建初

主 编 王 鹏 崔立刚

科学技术文献出版社
SCIENTIFIC AND TECHNICAL DOCUMENTATION PRESS

·北京·

图书在版编目（CIP）数据

健康体检超声规范化操作手册 / 王鹏，崔立刚主编. —北京：科学技术文献出版社，2021.3（2022.10重印）

ISBN 978-7-5189-7675-1

Ⅰ.①健… Ⅱ.①王… ②崔… Ⅲ.①体格检查—技术操作规程 Ⅳ.① R194.3-65

中国版本图书馆 CIP 数据核字（2021）第 038996 号

健康体检超声规范化操作手册

策划编辑: 薛士滨　　责任编辑: 薛士滨　　责任校对: 张永霞　　责任出版: 张志平

出　版　者	科学技术文献出版社	
地　　　址	北京市复兴路15号　邮编　100038	
编　务　部	（010）58882938，58882087（传真）	
发　行　部	（010）58882868，58882870（传真）	
邮　购　部	（010）58882873	
官 方 网 址	www.stdp.com.cn	
发　行　者	科学技术文献出版社发行　全国各地新华书店经销	
印　刷　者	北京地大彩印有限公司	
版　　　次	2021 年 3 月第 1 版　2022 年 10 月第 2 次印刷	
开　　　本	889×1194　1/32	
字　　　数	87千	
印　　　张	3	
书　　　号	ISBN 978-7-5189-7675-1	
定　　　价	47.50元	

顾问委员会

前　言

　　超声检查因为操作方便、无创、性价比高、可重复性好等优势，广泛应用于健康体检中，是不可或缺的检查项目之一。目前较为常见的超声检查项目包括腹部超声（肝、胆、胰、脾、肾）、盆腔超声（女性包括子宫和双侧附件，男性则为前列腺）、甲状腺超声、颈动脉超声、乳腺超声等。超声检查方法包括经体表超声和经腔内超声（经阴道妇科超声检查）。

　　健康体检中，规范、高质量的超声检查不仅是体检核心目的的体现，也是提升受检者的信任感和复检率的重要因素之一。由于超声体检人次和项目数量庞大，超声医师能够准确发现病变并确保不漏诊，比之给出精确超声诊断更有意义。因此体检超声相关质量控制显得尤为重要，如何把握质和量之间的平衡更是值得体检管理人员探讨的课题。其中针对超声体检从业人员的质量控制是重中之重。确保质量的基本要求是超声体检人员掌握扎实的理论知识、实施规范的操作手法和采用规范化的超声术语描述。

　　本书结合编者多年临床超声诊断经验，并参考国内外诸多相关文献，内容侧重于体检常用检查部位的规范化扫查手法，以及常见病与多发病的诊断和鉴别诊断思路，以期满足体检超声医师规范化开展超声操作和诊断技术的需求。

目　录

第一章　概述

第一节　超声基本概念

（一）超声波

1. 超声波是频率高于人耳听觉上限 20000 Hz 的声波。超声波具有良好的指向性，频率越高，指向性越好。

2. 超声波的三个基本物理量是声速、波长和频率。

3. 超声波在人体中的传播可以发生反射、折射、散射和衍射，这取决于超声入射的角度、介质分界面的声特性阻抗差及其所遇界面的大小。

4. 超声波进入人体后随着传播距离的增加而发生衰减。声衰减的形式包括扩散、散射和吸收，与超声频率和传播深度有关。

5. 多普勒效应（Doppler effect）：由于声源与接收体之间的相对运动而导致声波频率发生改变的现象，当声源以一定速度接近接收体时，接收体单位时间内接收到的频率增高，当声源以一定速度远离接收体时，接收体单位时间内接收到的频率减低。多普勒超声可以展示人体组织内血液流动的方向、血管的二维和三维分布，并可以半定量测量血液流速。

（二）超声检查回声强度分级

超声诊断是利用界面回声和背向散射回声的信息成像。声像图中人体组织和体液回声强度大致可以分为：高回声（hyperechoic）、等回声（isoechoic）、低回声（hypoechoic）和无回声（anechoic）。有学者主张将极高水平的界面回声反射和极低水平的回声反射分别称为强回声和极低回声。在超声报告中应该使用以下六个回声类别去描述病变，而避免使用类似"液性暗区"等的不规范术语。

由于人体界面反射的回声强度取决于声束入射的角度，具有"角度依赖性"，这就要求操作者适当调整声束入射角度，以获取目标更为准确的回声信息从而避免伪像干扰。同时仪器的性能和操作者的调节对于回声强度也有影响，使之具有"技术依赖性"，因而超声从业人员应该具备一定的仪器调节知识，尽可能准确地显示病变的回声（图 1-1-1）。

1. 强回声：回声强度接近或等于灰阶的最亮部分，如结石或气体回声。

2. 高回声：回声强度介于强回声与等回声之间，即灰阶中等亮度部分与最亮部分之间的亮度，如部分肝内血管瘤回声。

3. 等回声：回声强度接近或等于灰阶的中等亮度部分，即灰阶的中间部分，如正常成人肝脏实质回声。

4. 低回声：回声强度低于灰阶中等亮度部分，即灰阶的中等部分亮度与最暗部分之间的亮度，如淋巴结的回声。

5. 极低回声：回声强度介于低回声与无回声之间，即灰阶低回声部分亮度与最暗部分之间的亮度，如流动缓慢的血流回声。

6. 无回声：除了仪器噪声之外，没有可见回声。增加增益后也不出现噪声之外的回声，如纯净液体回声，即尿液或胆汁回声。

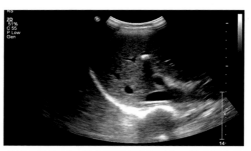

图 1-1-1　肝右叶声像图，肝实质回声为等回声，其内钙化灶的回声为强
　　　　　回声，门静脉及下腔静脉内为无回声

第二节　体检超声检查部位及评估要点

超声检查在健康体检中的应用越来越广泛，大多数体检中心超声检查项目包含了腹部（肝、胆、胰、脾、肾）、颈动脉、甲状腺、乳腺、盆腔等检查部位，为受检者提供更为完善的体检服务。超声医师应使用规范化扫查流程，尽量做到不漏诊，发现病变，需多角度多切面扫查，详细评估病变的声像图特征。

1. 实质脏器：评估肝、胰、脾、肾、甲状腺、乳腺及前列腺等实质器官的位置、大小、形态、轮廓、回声及内部管道系统和血液供应情况。

2. 空腔脏器：观察胆囊、膀胱等空腔脏器的位置、大小、形态、张力、腔内透声情况、囊壁及血供情况。

3. 血管：观察颈动脉的内膜光滑与否、内中膜厚度、血流及频谱形态。

4. 实性占位性病变：观察病变的位置、大小、形态、内部回声、边界及其与周围组织的关系，以及病变内部及周边血供情况。

5. 囊性病变：观察病变的位置、大小、形态、内部有或无回声、边界及其与周围组织的关系，以及病变周围及内部有回声部分的血供情况。

第三节　超声图像留存规范

（一）图像留存

要求存储所有阳性及重要阴性图片，注意选择正确的探头及仪器预设条件，尽量避免噪声和人为调节出现的伪像。

（二）正常图像留存

每个部位的超声检查结果如果是阴性，需留取每个脏器的重要阴性切面，并注意标注正确的体表标示。

1. 腹部体检超声留图应常规包括：肝脏胆囊长轴切面、CBD长轴切面、CBD 处显示门脉彩色图像、胰腺长轴切面、双肾冠状切面、脾门处脾静脉＋胰尾彩色图像、耻骨联合上方正中纵切面（图 1-3-1 ～图 1-3-5）。

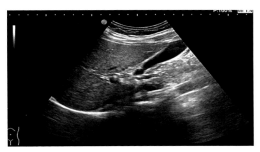

图 1-3-1　肝右叶及胆囊长轴断面声像图

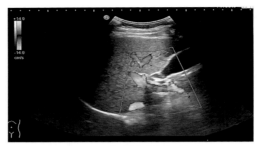

图 1-3-2　门静脉彩色血流图像

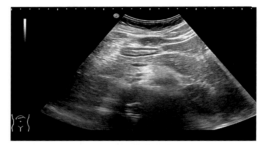

图 1-3-3　胰腺长轴切面

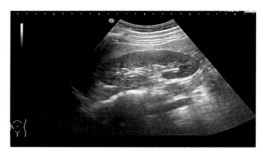

图 1-3-4　右肾冠状切面

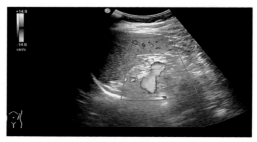

图 1-3-5　脾门处脾静脉 + 胰尾彩色图像

2. 男性盆腔超声留图应包括前列腺最大横切面和正中矢状切面（图 1-3-6）；女性盆腔留图应包括子宫长轴切面图像以及双侧卵巢的最大切面图像（图 1-3-7）。

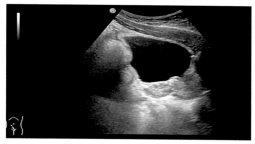

图 1-3-6　男性盆腔前列腺正中矢状断面图像

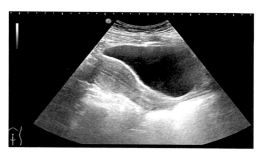

图 1-3-7　女性盆腔子宫正中矢状断面图像

3. 甲状腺超声检查留图需留甲状腺最大横断面，显示峡部，并保持气管位于图像正中，同时需分别留取甲状腺双侧叶的最大长轴切面及其彩色血流图像（图 1-3-8）。

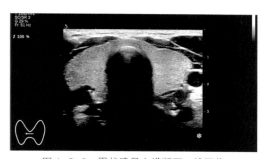

图 1-3-8　甲状腺最大横断面二维图像

4. 颈动脉超声检查需要留取双侧颈动脉分叉处短轴切面及长轴切面声像图，要求清晰显示动脉内膜光滑度和内中膜厚度；同时留取颈动脉分叉处以及远端能同时显示颈内动脉和颈外动脉血流的彩色多普勒声像图（图1-3-9）。

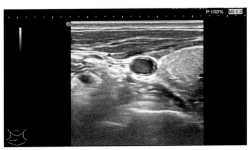

图1-3-9　右侧颈总动脉横断面图像，内中膜增厚或者有斑块时应选择最厚处横断面测量

5. 乳腺超声检查需要分别留取双侧乳腺图像，能够体现正常腺体结构，并留取相应彩色血流图像（图1-3-10）。

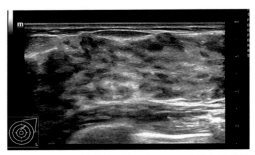

图1-3-10　左侧乳腺二维图像，显示腺体各层结构

6. 对于阳性发现，检查医师应注意留取病变最大切面及其垂直切面二维声像图、病变内部及周边彩色血流图像、能够显示病变与周围脏器关系的声像图、具有诊断及鉴别诊断意义的病变内部细节声像图。

超声体检过程中注意详细询问患者病史，有条件的需要参考往年超声体检结果，有助于提高检查质量，避免漏诊。

第二章　肝脏体检超声检查

第一节　概述

（一）检查目的

评估肝脏体积及形态、边缘及包膜情况、实质回声变化及均匀程度，内部管道结构是否清晰，有无占位性病变，必要时加用彩色多普勒判断血流情况。

（二）适应证

肝脏先天性解剖变异、肝脏实质弥漫性病变、肝内局灶性占位性病变、肝脏胆道系统及血管病变。

（三）肝脏超声扫查方法

标准切面检查方法分为剑突下横断扫查、剑突下纵断及斜断扫查、右肋弓下斜断扫查、右肋间斜断扫查、右季肋部肋弓下扫查，必要时需加扫左肋弓下和左肋间斜断扫查。扫查过程中需要患者配合变换体位和呼吸运动。

第二节　体检常见肝脏疾病诊断与鉴别诊断

（一）肝脏发育异常

1. 发育不全：肝脏左叶或右叶可有发育不良，此时其余肝叶代偿性增大，患者无临床症状，肝功能检查正常。

2. 位置异常：全内脏转位时，肝脏可位于左季肋部。先天性膈疝或脐疝时，肝脏可异位入胸腔或腹腔外。

3. 肝脏附裂：当粗大膈肌束勒陷入肝脏表面时，形成肝脏附裂。矢状断面扫查时，易误诊为肝内占位性病变，多方位扫查，可明确诊断。

4. 肝脏血管异常：肝脏血管的起源及走行异常比较常见。常见的是门静脉分支变异，如门静脉左支水平部缺失，门静脉右前支源于左门脉等。相比而言，肝静脉分支异常较为常见，如肝右后静脉、右下静脉等。

5. 对于肝脏先天发育异常，超声体检医师应能够正确识别和判断，给出客观正确的超声诊断结论。

（二）超声体检肝脏体积增大的超声诊断

1. 肝脏尾状叶增大

（1）任何类型的肝硬化。肝硬化常见左叶或右叶的肝萎缩，肝轮廓不规则，包膜不光滑，腹水，静脉曲张等超声表现。由于尾状叶受影响较小，所以体积相对增大。

（2）肝静脉闭塞，布加综合征。此时，尾状叶静脉回流由多支小静脉直接汇入下腔静脉而不受影响，尾状叶增大可压迫肝段下腔静脉。

（3）局限性占位病变引起尾状叶增大。如囊肿、脓肿、肿瘤等。

2. 节段性肝萎缩伴尾叶代偿性肿大

（1）部分肝段外科切除。

（2）肝硬化。

（3）肝静脉闭塞及布加综合征。

（4）门静脉闭塞。

（5）肝内胆管细胞癌。

（6）肝内胆道梗阻——肝内胆道结石。

（7）肝脏转移癌——乳腺癌、结肠癌等。

（8）肝脏肿瘤化疗后，包括选择性肝动脉栓塞。

（9）肝叶先天性发育不良。

3. 触诊肝大进行超声检查的常见原因

（1）病理性肝大。

（2）Riedel 叶。

（3）肝脏位置下移——肺气肿、胸腔大量积液、膈下包裹性积液。

（4）邻近器官影响——右肾肿物、右肾上腺肿物、腹膜后淋巴结肿大。

（三）肝实质弥漫性病变的声像图表现及诊断思路

正常肝脏回声较肾皮质稍强而低于胰腺回声。在肝脏弥漫性病变时，这种相互关系将发生变化。同时，肝脏回声强度的判断具有很大主观性，并受仪器设置影响，同时会受到某些会引起肾脏及胰腺回声发生改变的疾病的影响。

肝实质弥漫性病变可以表现为肝实质弥漫性回声增强——"明亮肝"，也可因肝细胞水肿，肝脏组织水分含量增加而造成弥漫性回声减低，使得门静脉管壁回声相对明显增强——"满天星"。在判断肝脏回声改变的同时，还应注意回声是否均匀、有无增粗。回声增强后方有无衰减，程度如何。肝内血管系统及胆道系统有无改变。

1. 引起肝实质弥漫性回声增强——"明亮肝"的主要原因有：脂肪浸润、肝硬化、代谢及营养性疾病如肝糖原沉积病、营养过剩或不良、肝粟粒结核、广泛性恶性肿瘤浸润、传染性单核细胞增多症、门静脉管壁纤维化、急性酒精性肝炎、重症急性病毒性肝炎、心功能衰竭、肝静脉淤血等。

2. 引起肝实质弥漫性回声减低——"满天星"（starry sky）表现的主要原因有：急性肝炎、心功能衰竭、肝脏白血病浸润、弥漫性淋巴瘤浸润、弥漫性肝内原发或继发肿瘤浸润、肝脏弥漫性机会致病菌感染等。

3. 门静脉周边回声增强可见于急、慢性胆囊炎，胆管炎，传染性单核细胞增多症，门静脉周围纤维化，血吸虫病，胆道积气，郎罕组织细胞病，肝移植术后等。

4. 脂肪肝

（1）病因及临床表现：脂肪肝是一种常见的肝实质弥漫性病变，由于过量饮酒、肥胖等引起的肝细胞内脂肪堆积所致，多数为弥漫性浸润，少数累及某一段或某一叶，多无自觉症状，较重者可出现肝大、肝区痛及压痛，可以分为弥漫型和局限型。

（2）声像图表现

①肝脏体积增大，形态饱满，包膜光滑，轮廓模糊。

②回声：肝脏回声增强，弥漫型脂肪肝表现为"明亮肝"，可存留部分正常肝组织，表现为不规则形或圆形的低回声区（图2-2-1）。

③局限型分为三个类型：叶段型：回声增强区域符合肝脏解剖的叶段划分，边界与肝静脉一致；团块型：片状回声增强区，

形态欠规整，边界清晰；小叶间型：位于肝脏横窦周围、胆囊床、第一肝门区、门静脉及肝静脉主支周围，多种不规则形态（图2-2-2）。

④正常管道结构的改变：肝内管道显示不清，血管管径变细，管壁回声模糊或消失，没有血管移位或受压中断（图2-2-3）。

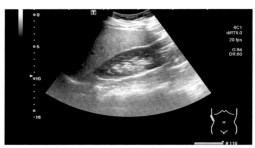

图 2-2-1　肝实质回声增强，与邻近右肾实质回声相比对比明显增强

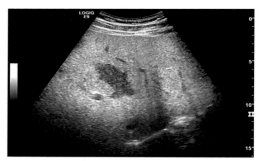

图 2-2-2　肝左叶低脂区，表现为片状低回声区，形态不规则

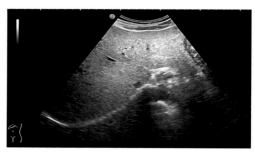

图 2-2-3　脂肪肝声像图，肝实质回声增强，肝内管道显示不清，
管壁回声模糊

（3）鉴别诊断：局灶性脂肪肝需要与肝内占位性病变如肝癌和肝脏血管瘤相鉴别。肝细胞癌具有球体感，周边有声晕，具有明显的占位效应，肝转移癌往往有相关癌症病史，多数表现为"牛眼征"，多发病灶，易于鉴别；而高回声的血管瘤有时与局灶性脂肪肝难以鉴别，可以进一步行超声造影检查以明确诊断。

5. 肝硬化

（1）病因：肝硬化是多种原因引起肝细胞变性、坏死，继而出现纤维组织增生和肝细胞的结节状再生，三种改变反复交错进行，形成假小叶，随之肝脏质地变硬。

（2）分型

①门脉性肝硬化：常常由慢性肝炎、酒精中毒、营养缺乏和毒物中毒引起。初期肝脏体积正常或略大，晚期体积缩小，右叶为著；表现为细小圆形或类圆形的岛屿状结节。

②坏死后性肝硬化：病因为肝炎病毒感染及药物或其他化学物质中毒，导致肝细胞广泛坏死，然后出现大量结缔组织增生和肝细胞增生，结节较大，又称粗大结节性肝硬化。

③胆汁性肝硬化：由持续性肝外胆管阻塞和胆道上行性感染所致，肝脏体积常增大，晚期轻度缩小，表面较光滑。

（3）临床表现：代偿期肝脏体积不同程度增大，边缘变钝，硬度增加，患者可以出现蜘蛛痣，肝掌，男性乳腺发育，脾大；失代偿期肝表面凹凸不平，体积缩小，伴有腹水，脾大，食道静脉曲张。晚期出现黄疸，食道静脉破裂出血和肝昏迷。

（4）声像图表现

①肝脏形态和体积：肝右叶萎缩，左叶轻度萎缩或肿大；表面不光滑，呈锯齿状或结节状；肝脏边缘变钝。

②回声：肝实质回声增强、增粗，肝内可见多发再生结节（直径 0.3 ~ 1.5 cm），呈"鹅卵石样"声像图（图 2-2-4）。

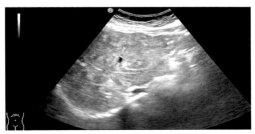

图 2-2-4　肝硬化声像图，肝实质回声增粗，表面不光滑，肝实质内可见多发再生结节样改变

③肝内管道结构变化：后期出现肝静脉变细甚至闭塞，管腔粗细不一；门静脉扩张，走行扭曲和走向失常，移位，呈"海绵样变"；肝动脉代偿性扩张和增生。

④门脉高压征象：脾大，侧支循环扩张、迂曲及重新开放，门脉血流速度减低、波动减弱或消失，腹水。

⑤其他：胆囊肿大，胆囊壁水肿增厚；肝尾叶肥大，静脉韧带肥厚。

超声体检医师要能够识别肝实质的回声变化，能够准确给出肝实质弥漫性病变或是肝硬化的诊断，肝硬化与弥漫性肝癌鉴别较困难，早期肝硬化与脂肪肝、慢性肝炎和其他弥漫性病变鉴别需要肝穿刺活检，而先天性肝纤维化具有家族倾向，多见于婴幼儿和青少年，声像图鉴别非常困难。

（四）肝实质局灶性病变的声像图表现及诊断思路

超声检查对发现肝实质局灶性病变十分敏感。但是，多种因素可干扰肝脏局灶性病变的检出，例如患者体型，是否合并肝实质弥漫性改变，局灶病变的大小、位置及回声类型等。局灶性病变可以为低回声、高回声、等回声、无回声或混合回声。无回声及高回声病变易于检出，而等回声病变多靠其挤压周围肝实质产生的占位效应来发现。接近膈顶部的病变也容易漏诊。

导致肝脏局限性病变的病因繁多，超声诊断及鉴别诊断需全方面考虑：病变的数目，内部有无分隔、钙化，与周围组织如胆囊及胆管的关系等。病变内部及周围的血流信号特点有助于进一步对病变定性。

1．肝内假性占位性病变

（1）局限性脂肪肝及低脂区：见脂肪肝。

（2）尾状叶回声减低：是一种常见超声表现，多由前方静脉韧带纤维组织产生的声衰减所致。

（3）尾状叶乳头突：尾状叶可向左前下方延伸出乳头突，可误诊为肿大淋巴结。

（4）镰状韧带：镰状韧带周围的脂肪可表现为肝左右叶交界处的强回声肿物，但多切面扫查可进行鉴别。

（5）膈肌束：粗大膈肌束可嵌入肝表面，形成肝缘的结节样强回声。

（6）肝周脂肪：与肝脏边缘关系密切的腹腔内脂肪可造成肝缘病变的假象。最常见于肝肾间隙及肝左叶与胸壁间。

（7）胆道内气体：胆肠瘘、胆道手术以及 ERCP 术后，气体可进入胆道内，形成线状强回声类似肝内钙化灶，甚至误诊为转移癌。

2．无回声及低回声性肝内局灶性病变

（1）先天性疾病：先天性肝囊肿（可伴发胆固醇结晶或囊内出血）、Caroli 病、多囊肝。

（2）感染性疾病：肝脓肿、包虫囊肿、局限性肝炎。

（3）创伤：局限性肝坏死、肝内血肿、肝内限局性胆漏。

（4）血管因素：肝梗死、肝内动脉瘤或门静脉瘤。

（5）肿瘤性疾病：肝腺瘤、肝局灶增生结节（focal nodular hyperplasia，FNH）、血管瘤、肝细胞肝癌、淋巴瘤、肉瘤、转移性肿瘤等。

（6）其他：炎性假瘤、髓外造血、嗜酸细胞增多症。

3．混合回声性肝内局灶性病变

（1）先天性疾病：感染或出血性肝囊肿。

（2）创伤：血肿、肝梗死。

（3）感染性疾病：肝脓肿、肝包虫病。

（4）肿瘤性疾病：多种原发或继发性肝肿瘤，无论良恶性均可表现为混合回声肿物，特别是合并出血时。

4．高回声性肝内局灶性病变

（1）代谢性疾病：局限性脂肪肝、血色沉着症。

（2）创伤：肝内血肿、撕裂伤、梗死。

（3）感染性疾病：肝脓肿、肝包虫病。

（4）肿瘤性疾病：血管瘤、腺瘤、FNH、脂肪瘤、血管平滑肌脂肪瘤、腺脂肪瘤、肝细胞肝癌、肝母细胞瘤、血管肉瘤、平滑肌肉瘤、未分化肉瘤等。

（5）转移性肿瘤（强回声型）：肝细胞肝癌、类癌、胆管细胞癌、肾细胞癌、胰岛细胞瘤、结肠癌。

（6）转移性肿瘤（钙化型）：黏液腺癌、卵巢囊腺癌、骨肉瘤、卵巢畸胎瘤、甲状腺髓样癌、神经母细胞瘤等。

（7）其他：肝段切除术后局部填充网膜、嗜酸细胞增多症等。

5．靶环型回声的肝内局灶性病变：与周围肝组织相比，病灶呈等回声或低回声，周边存在低回声晕，肝细胞肝癌声晕较薄，而转移癌较厚。此征非特异性超声表现，可见于多种疾病。

（1）不典型血管瘤。

（2）肝腺瘤。

（3）肝细胞肝癌。

（4）大部分转移癌，特别是肺癌、乳腺癌、类癌、结肠癌的转移灶。

（5）淋巴瘤及白血病。

（6）黑色素瘤。

6.肝囊肿：肝囊肿表现为肝内缓慢生长的良性囊性病变。

（1）病因及临床表现：可能与肝内胆管先天性发育障碍或炎症有关。中老年人多见，常为体检偶然发现，无明显症状。体积大者可以引起周围脏器的推移和压迫，可合并出血、感染而短期内增大引发疼痛及感染相关症状。

（2）典型声像图表现：肝内单发或多发的圆形或类圆形无回声区，囊壁菲薄，边缘光滑整齐，与周围组织境界分明（图2-2-5）。部分囊内可见纤细强回声分隔，合并出血或感染时内部可出现絮点状中强回声沉积。后方回声增强，侧方可见侧边声影。CDFI：囊内无彩色血流信号显示。

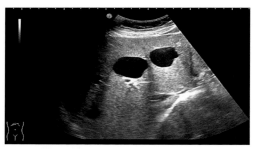

图2-2-5　肝内囊性无回声，边缘光滑整齐，后方回声增强

（3）肝单发囊肿需要与其他囊性病变鉴别，如肝内血管囊性扩张，彩色血流显像有助于二者鉴别；肝包虫性囊肿往往有疫区接触史，且囊壁往往较厚，病灶内可见"囊中囊"等典型声像图表现（图2-2-6）；肝血肿或肝脓肿往往具有相应的病史和临床表现易于鉴别；肝内多发囊肿需要与多囊肝鉴别，后者肝脏体积增大，形态失常，内部弥漫分布大小不等无回声，仅存少许正常肝实质，部分伴有多囊肾（图2-2-7）。

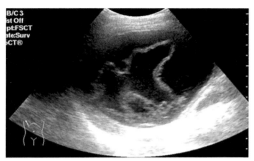

图 2-2-6　肝包虫囊肿声像图

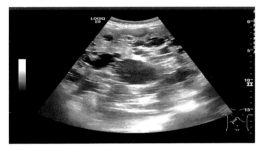

图 2-2-7　多囊肝声像图，肝内结构显示不清，
可见弥漫分布大小不等的囊肿

7. 肝血管瘤：肝血管瘤是肝内最常见的良性肿瘤。

（1）病因及临床表现：属于先天性血管畸形，无症状，可单发或多发，生长缓慢。血管瘤组织学上可以分为毛细血管瘤和海绵状血管瘤，在肝脏以后者多见。血管瘤往往无特殊症状，常常体检偶然发现，体积大时可推挤或压迫周围脏器，部分血管瘤可以合并破裂出血而出现腹痛。

（2）肝血管瘤声像图表现

①高回声型：肝内圆形或椭圆形的高回声病变，其内可见细小的筛网状低—无回声，边界清晰、锐利，呈"浮雕样"。后方回声无衰减，部分后方可以出现回声增强（图 2-2-8）。

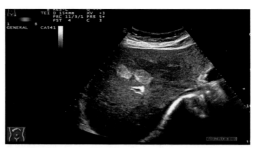

图 2-2-8　肝内高回声血管瘤，边界清楚锐利，呈"浮雕样"

②低回声型：肝内圆形或椭圆形均匀低回声，边界清晰、规则，内部可见不规则"小等号"状血管断面图像。外周常常可见血管壁样高回声环绕。瘤体后方回声可有增强。

③混合回声型：多见于体积较大的血管瘤，直径超过4～5 cm。表现为肝内圆形或不规则形混合回声团，边界较清，瘤内可见高、低、无回声混合，部分内部可见强回声钙化伴后方声影。

④由于血管瘤内血流速度缓慢，故而彩色多普勒超声检查难以检测到血流信号。

（3）血管瘤需要与肝内其他实性占位性病变鉴别。肝内局灶性结节性增生一般表现为边界欠规则的均匀高回声或低回声结节，内部可见轮辐样回声具有特征性，有时难以与血管瘤相鉴别；肝细胞癌往往边界欠清晰，周边可见不均匀低回声晕，形态不规则，具有明显的占位效应，瘤体内可见血流信号，有时与肝内较大的混合回声型血管瘤难以鉴别；肝内转移癌往往表现为多发的类圆形结节，边界较清，有的表现为典型的"牛眼征"，结合患者癌症病史可以有助于鉴别（图 2-2-9）。

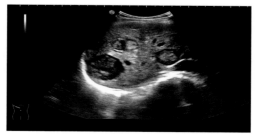

图 2-2-9　肝内多发转移癌，来源于胃肠道恶性间质瘤

8. 原发性肝癌：原发性肝癌 90% 为肝细胞癌，少见类型有胆管细胞癌和混合细胞癌。

（1）分型：大体解剖分型为：巨块型：直径 > 5 cm，少数直径可达 10 cm 以上，往往占据某一肝段或者肝叶的大部分；结节型：直径 ≤ 5 cm，又分为单结节、多结节和融合结节三个亚型；弥漫型：数目众多细小结节弥漫分布于全肝，进展迅速，预后极差；小肝癌：指单个结节 < 3 cm，或多个结节不超过 2 个，相邻两个结节在 3 cm 以下。常有包膜，及早发现和治疗预后较好。

根据肿瘤生长方式（日本学者 Kojiro 等）可以分为以下 5 类：①浸润型：边界模糊，多不伴有肝硬化，不同大小的结节可以融合成更大的病灶；②膨胀型：边界清楚，有纤维包膜，常伴有肝硬化，可以分为单结节型和多结节型两个亚型；③混合型：此型一般较大，属于有包膜的膨胀型伴有包膜外浸润，可以为单结节或多结节。浸润部分与肝组织分界不清或有肝内转移灶；④弥漫型：肝内弥漫分布 0.5 ～ 1.0 cm 小结节，常伴有肝硬化；⑤特殊型：包括外生型肝癌和以门静脉内癌栓为主要表现但无明确肿瘤的肝癌。

（2）声像图表现：

①巨块型：> 5 cm，混合回声型多见，其次为高回声，极少表现为低回声，中心可有坏死液化，边界清晰，形态不规则，易并发破裂出血（图 2-2-10）。

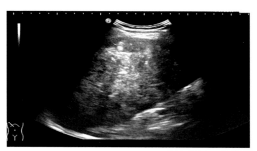

图 2-2-10　肝右叶肝细胞肝癌，表现为巨大团块状不均匀高回声，边界不清，形态不规则，具有明显占位效应

②结节型：结节直径在 2 ～ 5 cm 之间，多数为多发，表现为结节状不均匀高回声型或不均匀低回声型，边界欠清，外周可以出现不典型声晕或较薄的不完整高回声带包绕。常常伴有明显的肝硬化声像图表现。

③弥漫型：肝脏体积增大，形态失常，表面凹凸不平，似肝硬化表现，内部弥漫分布大小不等的低回声结节。肝脏结构紊乱，回声不均。门静脉内可见瘤栓。肝脏后方回声衰减明显。

④小肝癌型：结节直径＜ 3 cm，单发，多为低回声，边界清晰，有声晕。部分可见侧边声影。多伴有肝硬化。

⑤继发征象：巨块型肝癌周围肝组织内可见卫星结节，表现为圆形或椭圆形、边界清楚的低回声病变，周边有声晕，直径多在 2 cm 左右，数目不定；门静脉癌栓主要表现为门静脉主干或其分支内低回声填充，低回声内可见血流信号。癌栓广泛形成可致门静脉周围出现"海绵样"变。

⑥ CDFI：癌灶内或边缘可见血流信号，可探及动脉频谱，周围血管受压移位。

第三章　胆道系统体检超声检查

第一节　概述

（一）检查目的

胆道系统包括胆囊和胆管，超声体检需要评估胆囊形态、大小、胆管有无扩张，排除结石及占位性病变。

（二）适应证

胆道系统先天性变异、炎症、结石、胆囊息肉样病变及胆道系统占位性病变。

（三）胆道系统测量方法和相关正常值

掌握胆道系统正常值是进行胆道系统超声检查的首要条件，有助于判断胆囊大小、形态有无异常，胆道系统有无扩张。

1. 胆囊长径：在胆囊有折叠的时候，应分段测量，长径应为各段的和。正常胆囊长径不超过 9 cm。

2. 胆囊横径：为胆囊体的最宽径。正常不超过 3.5 cm。

3. 胆囊壁厚：不超过 0.3 cm。

4. 胆囊面积：代表值 S = 长径 × 宽径。

5. 胆囊体积：估测值 V = 0.58（长径 × 横径 × 厚径）。

6. 胆囊管：正常时很难显示，除非有结石嵌顿。能够显示者，其内径小于 2.0 mm。

7. 肝外胆管：上段内径平均 3.5±0.7 mm，小于同水平门静脉内径的 1/3；下段内径 5.4±1.5 mm，小于 8.5 mm。正常胆总管内径随年龄增加，老年人可达 10 mm，甚至 12 mm。

8. 肝内胆管：位于门静脉左右支腹侧，其内径多小于 2 mm。

（四）胆道系统超声检查前准备

检查前 8 小时禁食，空腹检查。必要时，可在空腹检查后饮水

300～500 mL 再进行检查。

（五）胆道系统超声扫查方法

胆道系统超声检查包括右肋缘下纵断面扫查、右肋缘下斜断面扫查、剑突下横断面扫查、右肋间斜断面扫查、右上腹斜－纵断面扫查以及上腹部横断面。由于胆囊位置存在变异，且容易受到肠气干扰，故而胆囊扫查过程中可能需要患者反复多次变换体位，并配合相应呼吸动作。寻找胆囊过程中应注意询问患者有无胆囊切除病史，避免不必要的扫查，对于胆囊切除术后的患者，需对胆总管进行细致的扫查。

第二节　体检常见胆道系统疾病诊断与鉴别诊断

（一）胆囊先天性异常的诊断要点

1．无并发症的先天性胆囊异常通常不产生临床症状，多数在体检时偶然发现。先天性胆囊发育不全，即无胆囊罕见，有报道估计其患病率仅 0.01%～0.09%。在中年和老年人，未显示胆囊几乎都是因为胆囊萎缩。

2．双胆囊同样罕见，约 0.02%。

3．胆囊底部的位置变化较大，同一患者不同体位也可有显著变化。但是其颈部与肝主裂和未分支的右侧门静脉有固定的解剖关系。所以，仅在胆囊颈部离开肝主裂右侧门静脉较远时，才考虑异位胆囊的诊断。

4．正常胆囊的外形和大小同样变化较大，个别人胆囊长径可达 9 cm，横径达 4 cm，所以很难定出准确的尺寸标准。必要时需要超声脂餐试验以进一步判定是否异常。

5．胆囊折叠很普遍，较轻的折叠是否属于先天性异常尚有不同意见。在折叠引起胆囊显著变形的情况下，应诊断为先天性异常。

6．胆囊憩室罕见。憩室内常有胆汁潴留，易形成沉积物或结石，致使诊断困难。仔细寻找其与胆囊腔的开口是诊断的关键。

（二）胆囊体积增大的诊断与鉴别诊断要点

1．病因：胆囊体积增大可以是胆道系统原因，例如胆囊炎、胆总管梗阻（结石、肿瘤、受压、Oddi 括约肌狭窄等）、胆囊管梗阻（结石、闭塞、扭转、肿瘤等）、胆囊管综合征等，往往具有胆道梗阻的病史和相应临床表现，对于健康体检人员，无症状的胆囊体积增大可能更为多见，例如先天性变异、长时间禁食、药物影响、迷走神经阻断、妊娠期胆汁淤滞等。扫查过程中应注意询问病史和临床表现。

2．胆囊增大的声像图特征：胆囊大小的个体差异很大。长径大于 9.0 cm，横径大于 4.0 cm 即可诊断胆囊增大。但是，胆囊肿大的程度不仅与个体的基础值有关，而且与有无梗阻和梗阻的程度、时间，胆囊壁是否有纤维化等因素有关，所以，达不到上述标准不能否定胆囊肿大，应结合病史、胆囊形态综合考虑。判定胆囊是否增大时，还要注意胆囊的张力，如横断面呈圆形，加压扫查不易变形等。超声测量横径增大比长径增大更重要。

3．胆囊增大的鉴别诊断：超声检查发现胆囊增大时，首先应判断胆道系统原因还是胆道系统外原因。如果发现：①胆管扩张；②胆囊颈管异常回声；③胆囊壁增厚；④胆囊触痛；⑤胆囊饱满僵直，横径显著增大；都是胆道系统疾病的佐证。胆囊疾病多伴有胆囊壁增厚；胆囊颈、管的疾病胆囊壁菲薄，肝内、外胆管不扩张；胆总管疾病同时伴有肝内、外胆管扩张。如果引起胆囊增大为非胆道系统原因，需要进行进一步检查以寻找胆囊增大的原因。脂餐试验或使用促胆囊收缩的药物是鉴别的有效方法。

（三）胆囊体积减小的诊断与鉴别诊断要点

1．病因：胆囊疾病包括慢性胆囊炎、胆囊颈管梗阻等，往往伴有相关的病史和临床表现，例如胆囊结石病史、反复发作的上腹部胀痛或绞痛；先天性小胆囊无相关临床表现；残留胆囊管见于胆囊切除术后的患者；胆囊外原因包括餐后胆囊、急性肝脏疾病、药物影响等。

2．胆囊缩小的声像图特征：空腹胆囊长径小于 2.5 cm，即诊断为胆囊缩小。

3．胆囊缩小的鉴别诊断

（1）仅胆囊外形小，壁薄而光滑，内部无异常回声者，多为先天性异常。

（2）胆囊外形小，壁均匀性增厚，光滑，结构清晰者，多为胆汁充盈不足。应结合病史、肝功能检查结果、胆囊颈、管部是否有异常回声鉴别其原因。

（3）胆囊外形小，壁不均匀增厚，不光滑，结构紊乱或内部有结石、沉积物者，是慢性胆囊炎的表现。

（四）胆囊壁增厚的诊断与鉴别诊断要点

1. 病因：胆道系统疾病包括急性胆囊炎、慢性胆囊炎、胆囊腺肌症、胆囊癌、黄色肉芽肿性胆囊炎、胆囊良性肿瘤（腺瘤、纤维瘤、血管瘤等）、胆囊血管疾病、胆囊扭转；非胆道系统疾病包括重症肝炎、肝硬化、胰腺炎、肾功能不全、低蛋白血症、右心功能不全、心包疾病；正常排空的胆囊。

2. 胆囊壁增厚的声像图特征：空腹胆囊壁厚＞3 mm，即可诊断为胆囊壁增厚。

（1）局限性增厚几乎都是胆囊本身病变，以慢性胆囊炎、胆囊腺肌增生症最多见；其次为胆囊恶性肿瘤；良性肿瘤少见，其中以腺瘤最多，其他罕见。

（2）弥漫性增厚可以是胆囊疾病，也可能由非胆囊原因所致。在胆囊疾病中，以胆囊炎最常见；在非胆囊原因中，以慢性肝病、右心功能不全、肾脏病、低蛋白血症最常见，少见的原因包括白血病胆囊壁浸润、多发性骨髓瘤等。非胆囊原因引起的胆囊壁增厚，胆囊壁结构清晰，黏膜连续。

3. 引起胆囊壁增厚疾病的超声诊断

（1）急性胆囊炎：声像图显示胆囊增大，外形饱满，张力增高、壁轻度增厚，黏膜粗糙；胆汁透声好。胆囊探头触痛，即超声"墨菲征"阳性。

（2）慢性胆囊炎：80%以上慢性胆囊炎与胆囊结石并存。有结石者几乎都有胆囊炎。早期胆囊外形大致正常，声像图可无明显改变，或胆囊壁稍增厚，可见结石或沉积物回声（图3－2－1）。慢性炎症致囊壁增厚，黏膜回声增高、粗糙，增厚的壁可呈均匀或不均匀的低回声带，胆囊与肝脏的界限模糊。脂餐后收缩差或是不收缩。晚期病例胆囊萎缩变形，残腔小，腔内回声取决于内容物的性质。囊壁回声显著增厚，与肝脏分界不清，或出现"wall-echo-shadow，WES"征（图3－2－2）。亦可出现胆囊积液，表现为胆囊显著增大，无收缩功能。慢性胆囊炎的病理过程不同，声像图差异较大。

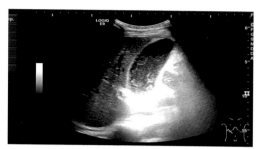

图 3-2-1　胆囊炎声像图，胆囊体积增大，壁不光滑，
腔内可见絮状沉积物及强回声结石

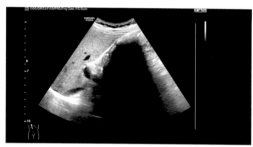

图 3-2-2　胆囊充满型结石，胆囊腔内充满强回声，后伴宽大声影，
呈"WES"征

（3）胆囊癌（carcinoma of gallbladder）：厚壁型胆囊癌表现为胆囊壁局限性或弥漫性增厚，前者往往以颈部、体部增厚更多见；囊壁正常结构破坏，回声不均匀；增厚区回声多数减低；黏膜和浆膜表面多不规则，连续性中断；增厚区内多有血流信号。

（4）胆囊腺肌增生症：根据增生部位和范围，分为局限型、弥漫型和节段型三种类型。声像图表现为胆囊壁局限性或弥漫性增厚，局限型者好发于胆囊底部，与胆囊壁无分界，基底较宽。典型特征是增厚的囊壁内可见小囊状无回声区。小囊内常可见小粒状强回声点，伴"彗星尾"征。胆囊浆膜层和黏膜层连续完好（图3-2-3）。

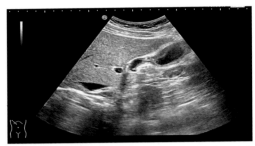

图 3-2-3　胆囊声像图，胆囊壁弥漫性增厚，壁内可见小囊状
无回声及多发点状强回声伴彗星尾征

（5）黄色肉芽肿性胆囊炎：声像图无特征性，有的病例几乎无法与胆囊癌鉴别，穿刺活检是最有效的鉴别诊断方法。

（6）胆囊静脉曲张：部分肝硬化门静脉高压患者，胆囊壁都可显著增厚，显示曲张的胆囊静脉。鉴别主要依靠病史和胆囊外声像图改变，如肝、脾、门静脉内血流及有无血栓。

（7）胆囊扭转：胆囊扭转发病急，胆囊显著肿大，肝、脾、门静脉无异常发现。

（8）非胆囊原因引起的胆囊增厚多数有明确的相关临床病史，尽管其声像图相似，但依据病史不难确定原因。

（五）胆囊内异常回声

1. 病因复杂，可由胆囊的原因所致，也可因非胆囊原因引起，最多见的是结石和息肉样病变。

2. 声像图表现

（1）与胆囊壁无关的异常回声：绝大多数随体位改变移动。其中定型的多为结石，不定型的可能为胆泥、出血、组织碎屑等。黏附于胆囊壁的异常回声不随体位改变移动，但胆囊黏膜回声清晰延续。

（2）与胆囊壁有关的异常回声：多数引起胆囊黏膜回声改变或胆囊壁局部回声异常。多数为胆囊增生性病变。

3. 胆囊结石

（1）由于结石的形态、大小、成分、数量不同，所以声像图差别较大。加之胆囊、胆汁状态及结石在胆囊内位置的影响，使结石的声像图表现复杂多变。

（2）典型胆囊结石声像图表现为胆囊内强回声团，后方伴有声影，随体位改变可移动（图 3-2-4）。

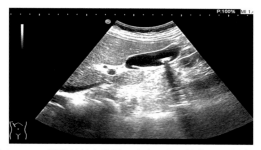

图 3-2-4　胆囊长轴声像图，腔内可见团块状强回声伴声影

（3）不典型胆结石：胆囊充满型结石表现为胆囊床显示边界清晰的弧形强回声带，后方有声影。胆囊壁增厚时，强回声带包绕一层弱回声带，即 "WES 征"（图 3-2-2）。此型易与肠腔气体混淆。颈管部哈氏囊内的小结石不易显示，采用右肋缘下横切面扫查或坐位、跳跃使结石移到腔内，能够增加结石的检出率。可借助脂餐后胆囊大小的变化，判断颈管部有无梗阻。胆囊泥沙样结石或碎小结石，胆囊后壁呈粗糙的沙粒样强回声带，伴有宽大的声影，随体位改变向重力方向移动。胆囊壁内结石为胆囊黏膜下的粒状强回声不伴有声影，不移动。

4. 胆囊息肉样病变：包括胆固醇息肉、炎性息肉、肿瘤样息肉和腺瘤。胆囊息肉样病变声像图表现为附着于或来源于胆囊壁的息肉样异常回声，无声影，不随体位改变移动。

（1）胆固醇息肉样沉积：固定于胆囊壁的粟粒状或桑葚状结节，多数直径 < 5 mm，一般不超过 1 cm；多发，少数为单发；表面不光滑；回声较高；内部无血流信号（图 3-2-5，图 3-2-6）。

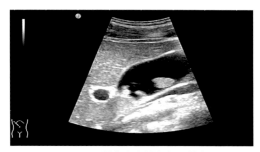

图 3-2-5　胆囊息肉样病变，基底窄

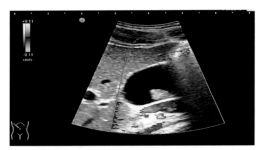

图 3-2-6　胆囊息肉样病变内未见明显血流信号

（2）腺瘤：多数直径 > 0.5 cm，单发，有蒂或基底较宽，内部回声较低，表面平滑，内部有血流信号。

（3）炎性息肉：形态与胆固醇息肉相似，患者有慢性胆囊炎。声像图与胆固醇息肉很难鉴别。

（4）胆囊息肉样病变的鉴别诊断：对于胆囊息肉样病变的鉴别，关键是发现胆囊腺瘤和胆囊癌。在胆囊息肉样病变中，绝大多数（95% 以上）为胆固醇息肉。若病变很小，且内部有粟粒状强回声伴有彗星尾征或声影，几乎可以判定其为良性。虽然病变大小对判别良恶性有重要参考价值，但是恶性病变也有从小到大的生长过程，所以结合患者以往超声检查结果或者询问病史尤为重要。若在数月内有明显增大趋势，应格外警惕为恶性的可能。若发现病变内有血流信号，特别是高速动脉血流信号，即应建议患者手术治疗。

5. 胆囊癌：胆囊癌几乎都伴有慢性胆囊炎，多数有胆结石。根据胆囊癌的生长浸润方式及其声像图特征，分为下述类型：

（1）小结节型和蕈块型：早期胆囊癌胆囊壁出现单发性乳头状或蕈块状结节突入胆囊腔，多数（80%）发生于颈部，且大于 10 mm；基底较宽，与胆囊壁分界欠清楚，表面不光滑，多有胆泥沉积形成的点状高回声，内部呈低回声或稍高回声；胆囊壁连续中断；CDFI 可能显示结节内部有血流信号（图 3-2-7）。

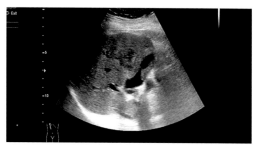

图 3-2-7　胆囊癌声像图，胆囊轮廓不清，底体部壁增厚，
局部胆囊壁显示不清，局部向肝内浸润

（2）厚壁型：胆囊壁局限性或弥漫性增厚，前者往往以颈部、体部增厚更多见；囊壁正常结构破坏，回声不均匀；增厚区回声多数减低；黏膜和浆膜表面多不规则，连续性中断。增厚区内多有血流信号。

（3）混合型：胆囊壁增厚伴有乳头状或蕈伞状肿块突入胆囊腔，即同时有结节型和厚壁型的表现。

（4）实块型：胆囊肿大，形态不规则，胆囊腔大部或全部消失，呈现为一个低回声或回声粗乱而不均的实性肿块；胆囊残腔内充满不均质的斑点状回声，其内有时可见结石强回声团伴有声影，此为确认肿块为胆囊的重要佐证；胆囊与肝脏分界模糊，有时酷似肝脏内肿瘤；CDFI显示肿块内丰富的血流信号。

（5）胆囊癌的声像图间接征象：肝门部胆管阻塞，肝内胆管扩张；肝实质受侵犯和肝内转移灶；肝门部淋巴结肿大。

（6）胆囊癌的鉴别诊断：实块型胆囊癌容易与肝癌混淆。前者胆囊腔大部或全部消失，胆囊壁回声中断；而后者胆囊壁存在。即使胆囊受压变形，胆囊壁也连续完好。此外，胆囊实块型癌肿内多数有原来胆囊腔内的结石和沉积物强回声，这是胆囊的标记物，即使胆囊形态完全破坏，也不难据此确认。此外，胆囊腔内充满胆泥，其回声也可能被误认为实块型胆囊癌，但是前者胆囊轮廓清晰，囊壁连续平滑完整，CDFI无血流信号显示，二者容易鉴别。

6.胆囊内沉积物

（1）胆囊内沉积物的声像图共同特征是与胆囊壁无关的不定形有回声物，无声影，改变体位移动缓慢，有悬浮或漂移感。几乎都有相关病因。

（2）胆囊内沉积物的鉴别诊断：沉积物充满胆囊与胆囊癌的相似点为胆囊部分或全部呈实质性回声，鉴别点在于胆囊沉积物填塞者胆囊壁连续完好，壁薄而均匀，内部无血流信号。胆囊癌胆囊壁连续性中断，肿块来源于胆囊壁，内部有血流信号。

第四章 胰腺体检超声检查

第一节 概述

（一）检查目的

评估胰腺体积、形态，内部回声，判断有无胰腺实质弥漫性病变和局灶性占位性病变。

（二）适应证

胰腺先天性变异、胰腺炎、囊性及实性占位性病变。

（三）胰腺检查前准备

一般在禁食后进行检查，此时胃肠道内气体较少，利于观察胰腺。必要时，可嘱患者适量饮水充盈胃腔后，提供胰腺检查声窗。一般饮水后，由于混有吞咽时的气泡，胃腔内液体可呈强回声，但嘱患者适当改变体位后多很快消失。

（四）胰腺超声扫查方法

仰卧位是胰腺检查最常用和首选的体位。在上腹部脐上约 5 cm 处（相当于第 1 ～ 2 腰椎）作横断面扫查，观察胰腺的长轴切面。患者深吸气，通过下移的肝左叶作声窗检查胰腺。扫查时探头适当加压，由上而下或由下而上依次进行。当胃肠道气体干扰较重时，可嘱患者重复做深呼吸运动，同时探头适当逐渐加压，一般能使胰腺得以显示。寻找胰腺时，可从椎体强回声自后向前辨认，位于胰腺后方与胰腺伴行的无回声脾静脉结构是确认胰腺的重要解剖学标志。通过左侧脾区冠状断面扫查可以显示胰尾。当肝左叶下移不满意或胃结肠内气体较多时，可取半卧位或坐位，使肝脏下垂推移充气结肠，便于显示胰腺。此体位亦可结合饮水后检查。

除胰腺长轴切面外，胰腺短轴切面（探头于腹部矢状断面扫查）是观察胰腺及胰腺病变与周围组织关系的重要补充断面。

（五）正常胰腺大小及声像图特点

胰腺实质呈均匀一致的强回声，略高于肝脏回声，回声强度随年龄增加有所增加，并可呈不均匀分布。一般胰腺回声强度可分为以下几级：

Ⅰ.胰腺回声强度与肝脏回声强度相似。

Ⅱ.胰腺回声强度略高于肝脏回声。

Ⅲ.胰腺回声强度明显高于肝脏回声。

Ⅳ.胰腺回声强度与腹膜后脂肪回声强度一致。

胰腺回声强度除与年龄有关外，还与体内脂肪含量的多少有关。一般而言，成人及老年人胰腺回声强度可达Ⅲ级或Ⅳ级，而同样的回声强度在儿童和青少年人群中可能就属于病理状态。约10%的小儿胰腺回声强度可稍低于肝脏回声，而早产儿及新生儿胰腺回声可较高，随着胰腺的逐渐发育成熟，其回声水平可随之降低。

目前超声仪器分辨力的增加，多数情况下主胰管能够被显示。胰管呈低回声的管样结构伴有明显的管壁回声，管腔闭合时管壁为线样强回声。正常主胰管内径 2 ～ 3 mm，其内径随年龄增加而有所增加。

胰腺的体积受多种因素影响，并且随年龄增加出现萎缩。因此其体积测量径线仅作为参考，腺体的整体外形及回声强度是判断胰腺正常与否的主要因素。正常胰腺各部位前后径测量参考值如下：胰头约 2.5 ～ 3.5 cm；胰体约 1.75 ～ 2.5 cm；胰尾约 1.5 ～ 3.5 cm。

第二节　体检常见胰腺疾病诊断与鉴别诊断

（一）先天性发育异常

1.环状胰腺：是一种先天性异常，胰腺呈环状包绕十二指肠，压迫十二指肠造成排空障碍，近段十二指肠扩张，患者容易并发胰腺炎及胃溃疡。临床症状可以在儿童期出现，也可在成人时才发病。75% 的病例可合并其他异常，如 Down 氏综合征，先天性气管—食管瘘，十二指肠狭窄及肝门闭锁等。超声发现近段十二指肠扩张，胰头形态明显异常，特别是青少年患者时常需考虑本病。

2. 胰管分裂：腹胰芽及背胰芽在胚胎发育 8 周左右融合成为胰腺。当两者融合过程中胰管未能融合时，形成胰管分裂。患者常有反复胰腺炎发作病史。经腹超声检查发现腹胰管及背胰管未融合的概率较小，确诊多需 ERCP。

3. 异位胰腺：又称迷走胰腺，相对少见。异位胰腺与正常胰腺组织学特点一致，通常位于消化道管壁内，其好发部位依次为胃、十二指肠、空肠、梅克尔憩室及回肠。异位胰腺直径可达 3 ~ 4 cm，超声并无特异性表现，多由活检证实。

（二）胰腺弥漫性病变

1. 急性胰腺炎：是临床常见的急腹症之一，致病率及病死率均较高。患者常有剧烈的上腹部疼痛病史。急性单纯性胰腺炎症状常较轻并有自限性，而重症者多合并胰腺组织坏死，继发感染及脓肿。胰腺炎的诊断通常需结合病史、临床表现、物理检查及实验室检查。80% 的胰腺炎与其他疾病相关。声像图表现为：

（1）约 30% 的胰腺炎患者胰腺超声表现正常。

（2）胰腺炎时，由于水肿及细胞肿胀，胰腺体积增大，回声多减低，回声不均匀。部分患者胰腺回声可低至脾静脉水平，致使二者不易区分。炎症加重，腺体内发生出血及组织坏死时，凝血块、组织碎屑、皂化脂肪等结构可引起胰腺回声增强，回声明显不均匀，腺体边界不清晰（图 4-2-1）。

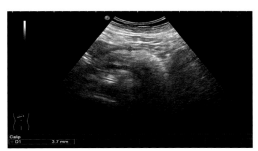

图 4-2-1　胰腺长轴切面，胰腺形态饱满，体积增大，轮廓不清晰，胰腺实质回声不均匀，胰周可见少量渗出

（3）当炎症播及邻近组织器官时，引起组织肿胀，结构破坏，回声减低。液体聚集时，出现胰周、血管周围、肾旁间隙、网膜囊及腹腔积液。

2．慢性胰腺炎：胰腺炎持续、反复发作引起组织不可逆的破坏，约 30%～65% 的患者腹平片检查示胰腺钙化。部分患者胰腺超声检查无异常发现。疾病早期腺体体积多增大，回声减低伴胰管扩张。随病程进展，胰腺外形不规则，局部增大，腺体回声不均匀，局部斑片状回声增强，甚至出现钙化灶伴后方声影。胰管及胆总管可扩张，胰周有假性囊肿存在。病程晚期，腺体萎缩，回声不均匀，胰管可呈串珠样扩张伴多段局部狭窄。

（三）胰腺囊性局限性病变

1．胰腺假性囊肿：近 50% 的急性胰腺炎患者出现胰周积液，进而发展为假性囊肿。也可继发于胰腺外伤或术后。假性囊肿内囊液含有高浓度的淀粉酶，囊壁由纤维组织形成，无内皮细胞。囊肿可位于胰腺表面，腺体内或整个小网膜囊。

超声表现为胰周或胰腺内的无回声区，内部含有坏死组织或凝血块时表现为有回声结构。小的囊肿通常短期内自行吸收，囊肿直径小于 5 cm 的可保守治疗。因胰腺消化液的流动和对组织的破坏，胰腺假性囊肿可发生在距胰腺较远的部位。有文献报道纵隔及阴囊内的胰腺假性囊肿。假性囊肿可以很大，占据整个小网膜囊甚至全腹腔（图 4-2-2）。

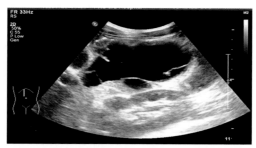

图 4-2-2　胰腺假性囊肿声像图，囊内可见多发强回声分隔，
囊壁边界不清

2．胰腺囊性肿瘤：并不常见，在胰腺全部肿瘤中比例小于 5%。最主要的两类胰腺囊性肿瘤是浆液性囊腺瘤（微囊腺瘤）以

及黏液性囊腺瘤（大囊腺瘤）。浆液性囊腺瘤常见于 60 岁以上老年患者，而黏液性囊腺瘤除老年患者外，还可见于中年人。患者通常无特异性症状，常有手术或尸解偶然发现的报道。

（1）浆液性囊腺瘤（微囊腺瘤）：浆液性囊腺瘤一般边界清晰，无真正包膜，内部呈多房结构，中心通常有呈星状分布的瘢痕组织，偶尔瘢痕合并钙化。瘤体内多数囊肿分布于外周，囊肿直径自 1 ~ 20 mm 不等。浆液性囊腺瘤通常属良性肿瘤而不需手术切除，约 30% 发生在胰头部。

超声表现为边界相对清晰的分叶状肿物，声像图特点取决于瘤体内囊肿大小，囊肿较小时瘤体可以呈实性肿物回声。也可表现为部分实性，部分囊性的肿物，囊肿多位于瘤体外周。肿瘤中心的星状瘢痕组织及其钙化有时可被超声显示。肿瘤周边及内部囊间分隔上常可探及血流信号。由于浆液性囊腺瘤瘤体质软，所以很少引起胰管及胆总管阻塞。

（2）黏液性囊腺瘤（大囊腺瘤）：黏液性囊腺瘤为单房或多房的囊性肿物，边界清晰，偶尔壁上有乳头突起或钙化灶。囊肿直径通常大于 2 cm。黏液性囊腺瘤一般属恶性或潜在恶性，但是有时手术切除标本也不易与良性囊肿性疾病鉴别。肿瘤可以持续数年无变化，而突然发生转移。黏液性囊腺瘤预后较胰腺癌佳，所以应尽可能手术切除。

超声表现为边界清晰的囊性肿物，不同患者囊壁薄厚不一，可发生钙化。囊肿可单发也可多发。瘤体直径多大于 2 cm。囊肿的超声表现一般有以下四种类型：单纯囊肿型，囊内合并碎屑回声型，囊肿合并壁结节型，完全填充或类实性肿物型。囊肿内出现实性成分以及多房性囊肿伴厚壁分隔者常提示黏液性囊腺瘤的诊断。

（3）导管内乳头状黏液瘤（intraductal papillary mucinous tumor，IPMT）是黏液性囊腺瘤的一种，肿瘤来源于主胰管或其分支。临床患者多在 60 岁以上。最常见的临床表现是反复发作性胰腺炎。超声表现为主胰管节段或弥漫性扩张，伴或不伴胰管分支扩张。当 IPMT 发生在胰管分支时，超声表现为单房或多房性囊性包块，与其他囊性病变的鉴别是证实囊肿与胰管相通，ERCP 是诊断的金标准（图 4-2-3）。

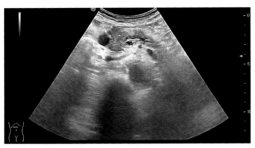

图 4-2-3　IPMT 伴浸润性中分化导管腺癌，表现为胰腺体部囊实性包块，边界欠清，形态不规则，周围胰管扩张

（四）胰腺实性局限性病变

1. 胰腺癌：约 2/3 的胰腺癌发生在 60 岁以上的患者，40 岁以下的患者较罕见。胰腺癌的危险因素包括酗酒、糖尿病、吸烟、石棉接触、遗传性胰腺炎以及慢性钙化性胰腺炎。约 1%～2% 的急性胰腺炎患者伴有胰腺癌。

（1）临床表现：取决于癌体发生部位，约 70% 的胰腺癌发生在胰头，胰体部占 15%～20%，胰尾部仅占约 5%。全部患者中，20% 的胰腺癌呈弥漫性分布。胰头部肿瘤由于容易引起胆道梗阻而早期出现临床症状，约 25% 的患者出现无痛性胆囊肿大合并黄疸。而位于胰腺体尾部的肿瘤临床症状出现较晚，多为体重下降、腹痛等非特异症状。合并消化道侵犯时可出现呕吐。

由于胰头癌出现症状较早，发现时体积多较小，胰头仅轻中度肿大。相比而言，胰体尾癌发现时体积多较大，通常已侵犯邻近器官，如胃、横结肠、脾和左肾上腺。局部淋巴结和广泛性肝转移也较常见。

胰腺癌的预后很差，50% 的患者在出现症状后 3 个月内去世，1 年生存率仅为 8%。

（2）超声表现：胰腺内局限或弥漫性肿物，肿物直径多大于 2 cm，边界清晰。胰头肿物多引起胰头弥漫性肿大，而体尾部肿瘤可引起胰腺外形不规则（图 4-2-4，图 4-2-5）。80%～90% 的胰头癌合并胆总管扩张，当肿瘤体积较小时，胆总管扩张可能是仅有的超声表现。胰管扩张的发生率约占 97%。大多数胰腺癌为低回声肿物，但其中 3% 可表现为高回声。当伴发胰腺炎时，回声多不均匀。75% 的患者出现肝转移。胰腺癌的淋巴侵犯，可表现为胰周血管旁组织增厚及淋巴结肿大。

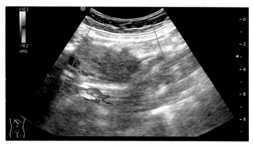

图 4-2-4　胰头癌声像图，表现为实性低回声肿物，边界不清，
形态不规则，内部可见少许血流信号

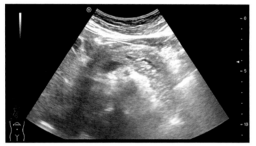

图 4-2-5　与图 4-2-4 为同一患者，所示为胰腺长轴切面，
可见胰体尾部胰管轻度扩张

　　胰腺癌与慢性胰腺炎（特别是局限性改变者）不易鉴别，二者在临床症状和超声表现上都很相似。其他容易误诊为胰腺癌的胰周病变包括腹膜后肿物、淋巴瘤、肾肿瘤、动脉瘤。

　　2. 胰岛细胞瘤：起源于胰腺导管上皮内的多能干细胞，可以是多发性内分泌肿瘤综合征（MEN）的一部分。

　　（1）临床表现：低度恶性，5 年生存率约 44%。胰岛细胞瘤中 60% 为胰岛素瘤，18% 为 G 细胞瘤（分泌胃泌素），15% 为非功能性肿瘤。其他少见类型还有胰高血糖素瘤，生长抑素瘤和血管活性肠肽瘤。

　　（2）超声表现：超声检查能够发现约 60% 的单发性胰岛细胞瘤。典型超声表现为胰腺内边界清晰的低回声肿物。肿瘤体积较大时，外形多不规则，内部可出现钙化和不规则坏死液化区。钙化和坏死常提示肿物的恶性特征。

第五章　脾脏体检超声检查

第一节　概述

（一）检查目的

评估脾脏位置、形态、大小，判断有无脾脏实质弥漫性病变和局灶性占位性病变。

（二）适应证

脾大、外伤、脾实质弥漫性病变和脾内局灶性占位性病变。

（三）正常脾脏大小及声像图特点

正常脾脏长轴断面呈半月形。膈面弧形光滑，整齐。脏面略凹陷，由于进出脾门血管间的界面较多和脾门处脂肪堆积，脾门处回声较高。脾脏实质回声均匀，与肝脏大致相当或略强，而明显强于肾脏。脾脏回声一般也随年龄增加而增加，但不如胰腺的年龄变化明显。脾脏实质回声受声束角度影响不大，但脾脏包膜回声由于声束入射角度的改变会出现回声失落伪像。

脾脏的大小可通过脾脏长轴测量头尾间距（脾长径）进行评估，一般成人脾脏长径不超过 12 cm。测量脾脏厚度时，自脾门向膈面最凸处测量取值，一般成人脾脏厚径男性小于 4 cm，女性小于 3.5 cm。

（四）脾脏超声扫查方法

脾脏超声检查一般无须特殊准备。脾脏扫查一般将探头置于腋中线与腋后线之间，沿肋间隙对脾脏长轴进行系列纵断扫查。选择脾脏最长径和脾门血管进入处测量脾脏厚度。扫查时，向两侧移动探头，详细观察脾脏实质及其周围结构。注意嘱患者适当吸气，使脾脏下移，避免遗漏对脾脏上极的显示。

仰卧位时，探头放在左侧腋后线附近，使声束平面向腹侧倾斜，即"前倾冠状断面"。除显示脾脏外，还适合于观察脾脏与邻近器官，如左肾、胰尾、胃和膈的关系；右侧卧位，同时上举左上肢扩大肋间隙利于扩大脾脏的声窗。如遇脾脏萎缩患者脾脏上极显示不清时，坐位经背部扫查可有助于提高脾脏显示率。

第二节　体检常见脾脏疾病诊断与鉴别诊断

（一）先天性发育异常

1. 副脾：副脾是常见的先天性变异，尸检发生率约30%。通常位于脏面脾门附近，但副脾的位置自横膈至阴囊都有报道，有1/10者为多发。副脾的体积随脾脏增大而增加，也可在脾脏切除术后的超声检查中被发现。

超声表现为脾门附近边界清晰、圆形或卵圆形的等回声结节，内部回声均匀一致，通常有纤细包膜。如果发现脾脏血管分支进入副脾，则可确诊（图5-2-1）。但位置变化大的副脾组织可被误诊为胰尾肿物，淋巴瘤或肿大淋巴结。

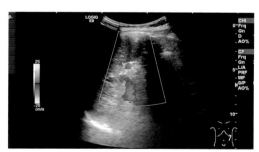

图 5-2-1　脾门区类圆形实性小结节，彩色多普勒检查未见明显血流信号

2. 游走脾：脾脏位置离开左上腹，而游走异位至腹腔其他部位，可被误诊为肿物。

超声在正常位置未显示脾脏结构，而在腹腔其他部位发现与脾脏回声相似的结构，特别是找到脾门切迹和出入脾门的血管即可确诊。怀疑扭转时，彩色多普勒血流显像表现为血流消失或减低。

3.无脾或多脾综合征：无脾或多脾综合征一般是内脏转位畸形中的一部分。

（二）脾脏弥漫性病变

1.脾肿大：尽管脾脏的大小和外形变异很大，但超声检查通常能够在临床发现前明确脾脏是否肿大。最简单的方法是目测法，超声图像显示脾肿大即脾脏肿大。但是这种方法需要丰富的经验，并且准确性相对较差。

目前有各种脾脏测量方法用于评价脾脏体积。一般当脾脏长径超过12 cm和（或）厚径超过4.0 cm时考虑脾肿大。重度脾脏肿大时，脾脏压迫推挤邻近器官，下缘可抵达左髂窝。尽管超声能够敏感地发现脾脏肿大，但由于引起脾脏肿大的原因很多，通常无法明确病因。

一般而言，轻中度脾肿大多见于感染性疾病，门静脉高压和艾滋病患者。重度脾脏肿大多由血液系统疾病引起。

脾肿大时，脾脏实质回声通常无明显改变。当脾肿大合并实质回声减低时，见于败血症时反应性脾肿大、肝病或门静脉高压、霍奇金病、白血病、骨髓瘤（图5-2-2）。

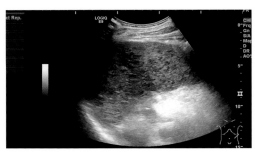

图5-2-2　脾脏长轴切面，脾脏明显肿大，脾实质回声不均匀，内部可见弥漫分布低回声小结节，为淋巴瘤浸润脾脏表现

2.脾萎缩：脾脏萎缩多见于正常老年人，长期营养不良、慢性消耗性疾病、放射治疗后也可引起脾脏萎缩。脾脏体积缩小，功能多正常，但也可合并脾脏功能低下。

超声测量脾脏厚度小于2 cm或长径小于5 cm可以诊断。值得指出，多种因素可干扰脾脏的超声显示，严重肥胖患者，肺气肿患者或左侧膈疝脾脏位置上移等情况都会导致脾脏超声显示不佳，造成测值减小。

（三）脾脏局限性疾病

1. 脾脏囊性局限性疾病

（1）病因：脾脏囊肿相对少见。囊壁被覆上皮组织的脾脏真性囊肿少见，大多数（约80%）脾囊肿继发于脾脏感染、外伤或梗死。囊肿体积较大时向脾外生长，有时不易判断来源。

（2）超声表现：脾脏真性囊肿的超声表现与其他部位囊肿一样，表现为边界清晰的无回声区，后方回声增强。合并出血或感染时，囊腔内出现有回声结构。

表皮样囊肿属脾脏先天性疾病。通常单发，囊肿体积较大，内部可充满低回声，也可有分隔。

脾脏淋巴管瘤比较少见，脾脏的一部分甚至全部被多发囊肿代替，囊壁被覆内皮细胞。超声表现取决于囊肿的大小和囊内容物，多表现为脾内的多房性囊肿结构。

脾脏脓肿少见，多由血行感染或继发于脾脏外伤。典型超声表现为脾内无回声或低回声区，边界清晰，有明显的壁结构。腔内出现内部回声甚至气体强回声，多伴后方彗星尾征或声影。超声诊断一般需结合临床表现。

2. 脾脏实性局限性病变

（1）病因：脾脏内实性局限性病变并不少见，但是其病种繁多。原发性脾脏肿瘤罕见，但是淋巴瘤或转移瘤可侵犯脾脏。良性脾脏肿瘤包括错构瘤、淋巴管瘤和血管瘤。恶性肿瘤以淋巴瘤和肉瘤多见，其中肉瘤多为横纹肌肉瘤、纤维肉瘤和血管肉瘤。非肿瘤性疾病包括脾梗死、脾内钙化灶等。

（2）超声表现：脾脏淋巴瘤表现为脾内低回声结节，结节回声及形态类似脾梗死，脾脓肿或脾囊肿。不同患者结节大小不等，大者直径可达20 cm，小者可仅为粟粒样结节。脾脏肿大而无脾内局限性病灶。脾门淋巴结肿大。

脾脏血管瘤的发生率可高达14%，但是脾脏血管瘤的典型超声表现远不如肝脏血管瘤常见。脾内血管瘤的超声表现多样，典型者可表现为边界清晰的高回声结节，类似肝脏血管瘤（图5-2-3）。也可为脾内混合回声结节，结节内出现大小不一的无回声区。此种超声表现与淋巴管瘤不易鉴别。

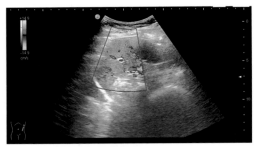

图 5-2-3　脾脏长轴图像，脾上极实质内可见低回声结节，
内部回声呈筛网状，未见明显血流信号

　　脾内钙化灶较常见，特别是在老年患者中，多由陈旧性肉芽
肿或感染所致。典型超声表现为脾内局灶性强回声，呈点状或等
号样，后方可伴声影。

第六章　肾脏体检超声检查

第一节　概述

(一) 检查目的

评估肾脏形态、大小、实质回声、内部结构，判断有无实质弥漫性病变或局灶性占位性病变。

(二) 适应证

肾脏先天性变异、肾萎缩、肾脏肿大、肾脏弥漫性病变、肾脏局灶性占位性病变、肾结石、肾积水、感染性疾病。

(三) 肾脏超声检查体位和扫查方法

1. 患者取仰卧位，必要时采用左、右侧卧位，部分患者需要用到俯卧位。

2. 扫查方法

(1) 肾脏冠状断面扫查：受检者取仰卧位或侧卧位，于腋后线自上而下做肾脏冠状切面扫查。分别以肝脏和脾脏作为声窗显示右肾和左肾。由于肋骨遮挡，需要患者配合深呼吸运动。

(2) 肾脏纵断面扫查：受检者取俯卧位或侧卧位，探头于背部显示肾脏长轴，由内向外显示肾脏的一系列纵断面图像。

(3) 肾脏横断面扫查：在背部探查显示肾脏长轴断面后，将探头沿肾脏长轴转动 90°，自肾脏上极经肾门向下极扫查。

(4) 肾脏斜断面扫查：受检者取仰卧位或侧卧位，在肋缘下行斜断面检查，可分别显示左右肾静脉及其汇入下腔静脉的声像图。

(四) 超声测量方法与正常值

(1) 肾脏长径：在肾脏冠状断面图像上清晰显示肾脏轮廓，在肾脏上极上缘测至肾脏下极下缘。

（2）肾脏宽径：在经肾门处的肾脏横断面图上，自肾门内上缘测至肾脏轮廓线外侧缘，测量时注意与肾长径相垂直。

（3）肾脏厚径：在经背部途径的肾脏横断面上，测量肾门上缘部位肾轮廓线前缘至后缘的距离。

（4）肾脏正常值：长径约 10 ～ 12 cm，宽径约 4 ～ 5 cm，厚径 3 ～ 5 cm。

第二节　体检常见肾脏疾病诊断与鉴别诊断

（一）肾脏先天性变异

肾脏先天性变异常常合并生殖系统畸形。

1. 异位肾：胚胎发育期肾脏上升停顿、过渡或上升到对侧，以至于没有达到正常的位置，称为异位肾，例如盆腔肾、胸腔肾、交叉异位肾等。超声检查过程中如果在正常肾脏位置没有探及肾脏，则需加大扫查范围，寻找异位肾脏。

2. 马蹄肾：肾脏上升过程中下极融合，通常位于腹部大血管前方。超声检查显示马蹄肾通常位置低于正常，下极向腹部中央延伸，腹部横切面显示峡部位于腹部大血管前方。马蹄肾易于合并肾积水和集合系统结石。

3. 肾缺如：单侧多见，常常体检偶然发现，对侧肾脏可代偿性增大。超声检查显示肾脏缺如，对侧肾脏体积代偿性增大。

4. 重复肾：泌尿系统最常见的先天性异常，分为完全重复和部分重复两种类型。超声检查显示肾脏体积增大，内部可见两组集合系统，表现为中央两个完全独立的肾窦高回声，由于发育不完善，上部肾窦常常合并积水（图 6-2-1）。

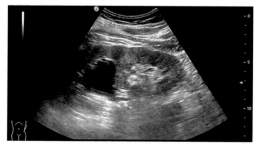

图 6-2-1　左肾长轴声像图，内部可见两组集合系统，
上组集合系统扩张积水

（二）肾脏体积增大

1. 病因：单侧多见于对侧肾异常导致的代偿性增大，亦可见于炎症性病变、肾积水、弥漫性肿瘤浸润；双侧增大可见于正常身材高大的人、糖尿病患者、多囊肾、双侧肾积水、肾实质弥漫性病变（急性肾小管坏死、肿瘤浸润）。

2. 超声表现

（1）肾脏增大。

（2）内部结构：由于对侧肾脏异常产生的代偿性体积增大者，肾内结构清晰。双侧肾脏实质弥漫性病变者，内部结构可不清晰，如急性肾小管坏死、淋巴瘤浸润等。肾积水所致的肾脏体积增大，可以显示肾盂肾盏扩张、肾实质可有受压改变。局灶性病变导致单侧肾脏增大者可以探及正常肾脏结构。

（3）实质回声：根据导致肾脏体积增大的原因，肾实质回声可以增高或者减低。如淋巴瘤浸润时实质回声可以减低。

（4）多囊肾引起的肾脏体积增大可以表现为双侧肾内弥漫分布大小不等的无回声（图6-2-2）。

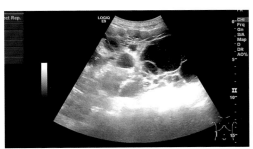

图6-2-2　多囊肾声像图，右肾体积明显增大，内部结构不清晰，可见弥漫分布大小不等无回声

（三）肾脏体积减小

1. 病因：单侧肾脏体积小可见于先天性发育不良或肾动脉狭窄；双侧肾脏体积减小多见于慢性肾功能不全。

2. 超声表现

（1）可以发现肾脏体积减小的原因，比如先天性发育不良或者肾动脉狭窄。

（2）慢性肾功能不全者实质回声增强，内部结构不清晰，可以合并多发囊肿。

（四）肾脏局灶性病变

1. 病因：囊肿、动脉瘤、结石、错构瘤、恶性肿瘤等。

2. 超声表现

（1）回声

①无回声：多见于肾内囊性病变，单纯性肾囊肿透声良好，复杂囊肿内伴有分隔，需要仔细观察分隔特点，比如厚度和血流，以判断有无恶性风险。肾内动脉瘤可以表现为无回声结节，与肾囊肿鉴别需要采用彩色多普勒超声检查。

②低回声：多见于肾脏恶性肿瘤，如肾癌、淋巴瘤等，内部可见囊性无回声区。

③等回声：肾脏肥大肾柱可以表现为等回声结节，突入肾窦内。

④高回声：错构瘤多见，＜3 cm 的小肾癌通常表现为高回声。

⑤混合回声：肾内复杂囊肿、血肿、大嗜酸粒细胞瘤。

⑥强回声：结石，后方可以伴有声影。

（2）边界：囊肿边界清楚，光滑。肾脏错构瘤边界较清，有的具有"浮雕感"。肾脏恶性肿瘤边界常常欠清晰。

（3）占位效应：肾脏局灶性病变体积大者可以对周围脏器产生推移和压迫。恶性病变可以浸润周围器官和组织。

（4）血流：错构瘤内往往无血流显示；肾脏恶性肿瘤内可见血流信号。

3. 肾囊肿：为肾内含液性病变，老年人多见，可单发或多发，表现为单侧肾脏或双侧肾脏内圆形或类圆形无回声，边界清楚，壁薄，后方回声增强，内部未见血流信号。囊肿合并出血或感染时，内部回声增多，称为复杂囊肿。对于复杂囊肿，超声体检医师应该高度关注囊内复杂成分的评估，必要时应建议患者进一步门诊复查以排除恶性病变（图6-2-3）。

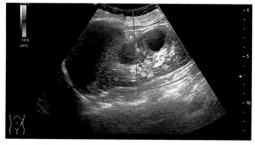

图 6-2-3　肾囊肿声像图，呈无回声，边界清，内部无血流

4. 肾脏血管平滑肌脂肪瘤：是肾脏最常见的良性肿瘤，由血管、平滑肌和脂肪组织混合构成。病灶常位于髓质或者皮质，声像图多表现为高回声结节，边界清晰，内部常常探测不到血流信号（图6-2-4）。瘤体较大时可以合并出血，回声不均匀。

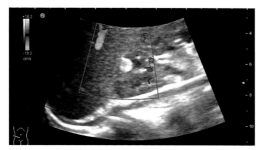

图6-2-4　右肾实质内错构瘤，表现为高回声，边界清，
病灶内未见血流信号

5. 肾细胞癌：成年人肾脏实质恶性肿瘤最常见的为肾细胞癌。根据镜检所见又分为透明细胞癌、颗粒细胞癌和未分化型细胞癌。多见于40岁以上的中老年人，侵及肾静脉时，可以在血管内形成癌栓。也可以浸润肾盂肾盏或穿破肾包膜累及肾周组织，多经血行转移至肺和骨骼。

声像图表现为肾实质内异常回声肿物，呈圆形或椭圆形，边界较清楚，有球体感，内部回声多变，中等大的结节多呈低回声，少数呈强弱不等的混合回声或等回声，内部合并出血坏死时可见不规则无回声区，小肾癌常为高回声。瘤体较大时可有占位效应。彩色多普勒检查可以检测到瘤体内血流信号。超声发现可疑恶性结节时需注意探查肾静脉及邻近下腔静脉以评估有无瘤栓形成（图6-2-5）。

肾癌需要与肥大肾柱、肾复杂囊肿、肾脓肿以及邻近肝脏肿瘤相鉴别。

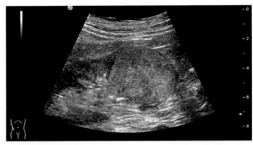

图 6-2-5　右肾内肾细胞癌声像图，呈稍高回声，局部肾轮廓稍向外隆起

（五）肾积水

肾积水表现为集合系统扩张，如果合并输尿管积水，则需尽可能追踪到膀胱。

各种引起尿路梗阻的原因都可以导致肾积水，例如结石、血凝块、外源性压迫、输尿管狭窄以及过度充盈的膀胱等。对于过度充盈膀胱者，需要患者排尿后复查。

超声检查可以评估肾脏积水的程度和原因。声像图表现为肾盂不同程度的扩张，严重者可以合并肾盏扩张，重度积水者可以导致肾实质受压变薄，而实质厚度在一定程度上可以反映肾功能的可恢复程度。

第七章　前列腺体检超声检查

第一节　概述

（一）检查目的

体检超声针对前列腺检查采用经腹壁扫查途径，由于前列腺位置较深，探头分辨率不足以显示前列腺内部细节信息，更多的是侧重于前列腺体积的测量和判断有无前列腺增生。

（二）适应证

经腹壁前列腺扫查适用于测量前列腺体积、判断有无良性前列腺增生、评估有无明显的占位性病变。

（三）前列腺检查前准备

患者取仰卧位，暴露下腹部至耻骨联合上方，患者需适量充盈膀胱以利于显示后方的前列腺。

（四）前列腺测量方法

1．上下斜径（长径）：经腹壁扫查获取前列腺正中矢状断面图像，测量其上下最大径。

2．横径（宽径）：与矢状扫查平面垂直，更接近前列腺斜冠状断面，而非横断面。

3．前后径（厚径）：在正中矢状断面测量。

4．体积估测：1/2 长 × 宽 × 厚。

5．正常前列腺的超声测值受到检查途径、超声仪器、检查位置和探查角度的影响，为了便于记忆和应用，通常把前列腺前后径、上下斜径和横径简略为 2 cm、3 cm、4 cm。

（五）前列腺超声扫查方法

1. 矢状断面扫查：在耻骨联合上缘中线处，探头指向后下方，适当加压扫查，可以获得正中矢状断面声像图，向左右侧滑动扫查，可获得矢状旁断面声像图。

2. 倾斜横断面扫查：与矢状断面垂直，所获取的前列腺图像介于横断面与斜冠状断面之间（图7-1-1）。

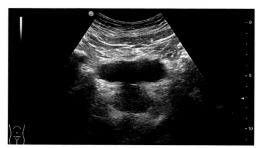

图7-1-1　前列腺倾斜横断面图像

第二节　体检常见前列腺疾病诊断与鉴别诊断

（一）前列腺增大

1. 病因：最常见的是良性前列腺增生，部分前列腺癌、前列腺炎也可以表现为前列腺增大。

2. 良性前列腺增生的声像图表现

（1）前列腺外形光整，轮廓清晰，前列腺各个径线测值增大，以前后径增大为著。

（2）前列腺增生多以内腺增大为主，内腺呈圆形或近圆形，外腺受压变薄，内外腺分界清晰。增大的内腺可以突入膀胱腔内。双侧内腺增大不对称时，尿道可以受压移位。

（3）内部回声：外腺回声较内腺为低，相对比较均匀。可以看到内外腺之间的斑片状钙化灶。

（4）增生的前列腺突入膀胱，需要与膀胱肿瘤相鉴别，经腹壁正中矢状断面扫查有助于鉴别。

（二）前列腺局灶性病变

1. 病因：前列腺增生结节、钙化灶、前列腺囊肿、前列腺癌、射精管区囊肿等。

2. 经腹壁扫查可以显示体积较大的局灶性病变，有时难以区别囊实性，可以根据病变的位置推测可能的诊断，应该建议患者做经直肠超声或 MRI 进一步明确诊断。

第八章　甲状腺体检超声检查

第一节　概述

（一）检查目的

评估甲状腺位置、形态、大小、内部回声及血流情况，判断有无甲状腺实质弥漫性病变或局灶性病变。

（二）适应证

甲状腺先天性变异、甲状腺实质弥漫性病变、甲状腺局灶性占位性病变。

（三）甲状腺超声检查规范

1. 患者取仰卧位，充分暴露颈前区，头部后仰，必要时颈后放置垫枕。

2. 扫查方法

（1）横断面扫查：探头置于颈前正中自上而下扫查，扫查范围要涵盖甲状腺上下缘。需要强调的是左右侧叶需要分别进行横断面扫查。

（2）纵切面扫查：探头自甲状腺外缘向内纵切面扫查。

（3）甲状腺最大横切面时测量甲状左、右侧叶和峡部的前后径。

（4）病变位置表浅时可以放置导声垫。

第二节　体检常见甲状腺疾病诊断与鉴别诊断

（一）甲状腺实质弥漫性病变

正常甲状腺实质回声均匀，回声接近正常颌下腺实质的回声强度，高于颈前肌群回声水平。正常甲状腺内可见少许散在血流信号，妊娠期血流可有增多。

1. 病因：毒性弥漫性甲状腺肿、单纯性甲状腺肿、桥本甲状腺炎、结节性甲状腺肿、甲状腺炎等。

2. 超声表现

（1）甲状腺体积变化：增大见于甲状腺功能亢进症、桥本甲状腺炎及结节性甲状腺肿、急性或亚急性甲状腺炎；缩小见于甲亢核素治疗后、桥本甲状腺炎后期、先天性发育异常以及部分切除术后。

（2）形态：分为对称性和不对称性。单纯性甲状腺肿、甲状腺功能亢进症和桥本甲状腺炎等常常是对称性发病，而结节性甲状腺肿、急性或亚急性甲状腺炎、术后或发育异常则常常呈不对称性。

（3）内部回声：正常实质回声接近颌下腺实质回声，回声减低多见于桥本甲状腺炎、甲状腺功能亢进、亚急性甲状腺炎等；回声增强者少见。

（4）大部分甲状腺实质弥漫性病变表现为回声不均匀。

（5）血流：甲状腺实质内血流增多见于甲状腺功能亢进、桥本甲状腺炎；血流减少见于部分桥本甲状腺炎和亚急性甲状腺炎。

3. 甲状腺实质弥漫性病变的诊断与鉴别诊断需结合患者病史、临床表现、实验室检查以及声像图综合评估。

4. 桥本甲状腺炎：又称慢性淋巴细胞性甲状腺炎，是一种慢性自身免疫性疾病。病理表现为甲状腺弥漫性肿大，质地坚硬，内可见大量淋巴细胞和浆细胞浸润，伴有纤维化和微结节形成。声像图表现为：

（1）甲状腺双侧叶弥漫性、对称性增大，峡部增厚明显。

（2）腺体内可见多发散在或弥漫分布低回声区，其间高回声纤维化可以使腺体回声呈网格样。

（3）CDFI：早期血流正常，或略有增加，继续发展，可见血流丰富，也可呈"火海样"改变，病变继续发展，后期血流减少。

桥本甲状腺炎有时合并淋巴瘤或甲状腺癌，需要超声医师仔细甄别（图 8-2-1）。

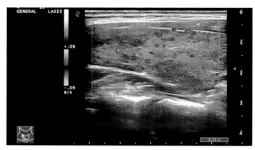

图 8-2-1　桥本甲状腺炎声像图，实质回声明显不均匀，
内部可见散在多发小片状低回声，血流信号增多

（二）甲状腺局灶性病变

1. 病因：结节性甲状腺肿、滤泡性肿瘤、甲状腺癌等。

2. 超声评估：甲状腺结节性病变可以参照 ACR 发布的 TIRADS 超声报告词典。

（1）结构：结节内部组成，是否存在实性成分，是否存在囊性成分，或者二者均有。

（2）回声：结节实性、非钙化成分相对于正常甲状腺实质的回声水平。甲状腺实质弥漫性病变（如桥本甲状腺炎）时，仍然需要将结节实性成分的回声与周围的甲状腺组织进行比较，如果结节回声不均匀，则可描述为"主要为"低回声、等回声或高回声。结节回声类型与良恶性相关，极低回声诊断恶性的敏感性低，但特异性高；低回声诊断恶性的敏感性高，但特异性低。

①高回声：高于甲状腺实质回声。

②等回声：与甲状腺实质回声类似。

③低回声：低于甲状腺实质回声。

④极低回声：低于颈前肌群的回声。

（3）形状：可以分为直立生长和非直立生长。直立生长定义为探头横切时前后径／左右径＞1。直立生长是恶性的主要征象之一，具有很高的特异性。

（4）大小：分别测量结节的头足径、前后径和横径。

（5）边缘：结节与周围甲状腺组织或甲状腺外组织的分界。

①光整：不间断、分界清、弧形，呈圆形或椭圆形。

②分叶：边缘凸起到正常组织内，可单发或多发。

③不规则：边缘存在毛刺、锯齿或锐角。

④边界不清：结节边界与周围甲状腺组织分界不清，不存在边界不规则或分叶的情况。

⑤晕：结节周边存在低回声环，可完整或部分围绕结节。

⑥甲状腺外侵犯：结节突破甲状腺被膜，明显者即恶性。

（6）局灶性强回声：结节内局灶性回声增强的区域。

①大彗星尾伪像："V"形，大于1 mm，在囊性成分中出现。

②粗大钙化：后方声影。

③边缘钙化：可完整或不完整。

④点样强回声：可以有小彗星尾。

（7）血流：结节内有无血流。

超声体检医生应根据超声所见给出客观性描述，并结合临床、病史及声像图表现给出结节的倾向性诊断，包括病变的囊实性、可能的病理诊断。

3. 结节性甲状腺肿

（1）长期产生多发胶样增生结节，可合并囊性变、出血、纤维化、钙化，严重者可压迫气管和喉返神经，引起声音嘶哑。女性多发，30 ~ 50岁多见，有4% ~ 7%恶性变可能。

（2）声像图表现

①结节数目多或体积大时，甲状腺双侧叶可呈现不对称性增大。

②以多发和双侧性多见，以大小不等和多样化为特征。

③实性结节以等回声多见，边界较清。

④囊实性结节表现为混合回声，典型者内部结构呈疏松的"海绵样"或"蜂窝样"（图8-2-2）。

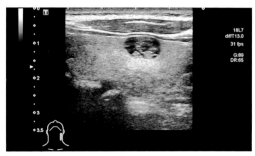

图 8-2-2　结节性甲状腺肿结节，呈囊实性，实性成分疏松，
结节边缘光滑清晰

⑤囊性结节多为低—无回声结节，边界清。

⑥结节合并出血时常常伴有疼痛，结节体积突然增大，囊性成分明显增多。

⑦ CDFI 表现：多数结节内可见少量血流信号，部分内部可见较丰富血流信号。

4．甲状腺滤泡性肿瘤

（1）分为常见的良性滤泡性腺瘤和少见的乳头状囊腺瘤两种。滤泡性腺瘤有恶变倾向。部分伴有囊性变和出血坏死。

（2）声像图表现：甲状腺内单发结节，圆形或椭圆形，边界清楚，有包膜，周围常有完整的低回声晕。结节内部回声均匀，呈细密点状，可有囊性变，表现为不规则无回声区。结节周围可见环绕血流，结节内血流较丰富（图 8-2-3）。

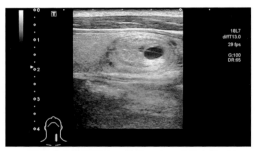

图 8-2-3 甲状腺滤泡性肿瘤，呈等回声，边缘有等厚低回声晕，结节内可见囊性变

5．甲状腺癌：女性多见，任何年龄均可发病，以乳头状癌最多见，早期诊断和治疗 10 年存活率高达 80% ～ 90%。声像图表现：

（1）多为甲状腺内单发结节，亦可见双侧或多中心性发病。

（2）结节轮廓不清晰，形态不规则，边缘可呈锯齿样改变，部分表现为直立生长（图 8-2-4）。

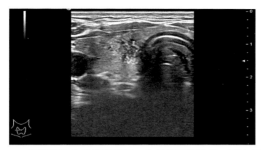

图 8-2-4 甲状腺乳头状癌声像图，实性低回声结节，形态不规则，
散在点状钙化

（3）内部不规则低回声为特征性表现。

（4）以微小点状钙化或斑点状钙化为特征。

（5）CDFI 内部可见血流信号。

（6）超声检查发现可疑恶性结节需仔细扫查甲状腺引流区域
有无淋巴结转移征象，表现为淋巴结内部结构不清晰，可见微小
钙化灶。

第九章　颈动脉体检超声检查

第一节　概述

(一)检查目的

评估动脉内膜光滑度、内中膜厚度、有无斑块及斑块稳定性,判断有无管腔狭窄。

(二)颈动脉超声扫查方法

1. 采用二维灰阶超声横断面扫查颈动脉短轴切面,右侧自无名动脉分叉处、左侧自主动脉弓起始处开始自下而上扫查,依次观察颈总动脉、颈总动脉分叉处、颈内动脉、颈外动脉主干。

2. 在短轴切面采用彩色多普勒血流显像观察上述动脉的血流充盈情况,尤其是颈总动脉分叉处及其以远段。

3. 长轴切面采用脉冲多普勒超声测量颈内动脉频谱,如果存在动脉管腔狭窄,则需测量狭窄处动脉最大峰值流速。

4. 扫查过程中注意仪器调节,包括聚焦、灰阶及彩色多普勒增益、脉冲重复频率、滤波等。多普勒检查血流时注意声束与血流之间的角度≤60°。

第二节　体检颈动脉超声检查评估内容

(一)动脉斑块诊断标准

1. 颈动脉内中膜(IMT)厚度及斑块的界定:IMT ≥ 1.0 mm为增厚,局限性 IMT 增厚≥ 1.5 mm 定义为斑块。

2. 斑块的评价:根据斑块声像图特征分为:①均质回声斑块:分为低回声、等回声及强回声斑块;②不均质回声斑块:斑块内部同时包含强、中、低回声。

根据斑块形态学特征分为:①规则型:如扁平斑块,基底较宽，表面纤维帽光滑，形态规则；②不规则型：如溃疡斑块，表面不光滑，局部组织缺损，形成"火山口"样缺损。

（二）颈内动脉狭窄诊断标准

（1）正常或＜50%，收缩期峰值流速＜125 cm/s。

（2）50%～69%，收缩期峰值流速＞125 cm/s，＜230 cm/s。

（3）70%～99%，收缩期峰值流速≥230 cm/s（图9-2-1，图9-2-2）。

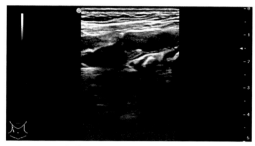

图9-2-1　颈内动脉长轴切面声像图，管腔结构不清晰，附壁可见多发不均质回声斑块

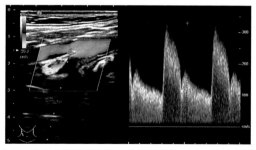

图9-2-2　颈内动脉重度狭窄，局部呈花色血流，流速超过3 m/s

（4）闭塞，无血流信号。

（三）颈动脉体检报告书写规范

超声描述应包括IMT或斑块的厚度（横切面测量），有无狭窄及狭窄程度的描述。

第十章　乳腺体检超声检查

第一节　概述

对于小于 30 岁的哺乳期和孕期妇女，乳腺超声检查已经成为可触及乳腺肿块的首选影像学方法。然而，乳腺超声检查却不能作为微小钙化的筛选手段。

（一）检查目的

评估双侧乳腺有无占位性病变，发现病变时应进行 BI-RADS 分类，同时评估乳腺引流区域淋巴结情况。

（二）适应证

乳腺超声检查通常可以确定局灶性病变（可触及或不可触及）的位置和特征，并且可以进一步评价钼靶和临床所见。除了作为常规体检项目外，乳腺超声检查还包括超声引导下活检、制定放疗计划、并且可以评价乳腺假体植入术后的并发症。对于有些病例，需要扫查整个乳腺来观察弥漫性病变，例如纤维囊性乳腺病。

（三）乳腺超声扫查方法

1. 患者体位及检查前准备：常规体位包括仰卧位，双侧手臂上举，自然置于头部上方。必要时可以让患者取坐位，保持上身直立。扫查病变时，患者应采取适当体位以尽量满足受检部位乳腺组织厚度最薄以便于进行超声检查。检查前一般无须特殊准备，检查时充分暴露乳腺和腋窝。

2. 乳腺超声检查扫查手法：乳腺位置表浅，扫查时避免过度加压，以影响病变内血流的显示。常规扫查方法包括纵向扫查法、横向扫查法、放射状扫查法、旋转扫查法等，体检超声检查每侧乳腺时建议至少采用两种以上的扫查方法以免漏诊。发现病变时针对病变或者感兴趣区必须采取两个以上扫查切面。对于位置表浅的病变有时需要使用导声垫。

（1）纵向扫查法：探头自腋中线或乳腺外侧缘至胸骨旁或乳腺内侧缘，自上而下纵切扫查，扫查范围要确保涵盖整个乳腺腺体。

（2）横向扫查法：自乳腺上缘至乳腺下缘，沿乳腺自外向内依次横向扫查，扫查范围要确保涵盖整个乳腺腺体。

（3）放射状扫查：沿乳头向外周连续放射状扫查，以更好地显示乳腺导管。扫查范围要确保涵盖整个乳腺腺体。

（4）旋转扫查法：更适用于感兴趣区的扫查，沿受检区域旋转扫查，以评估有无病变，可以更好地显示肿物的形态及其与周围组织的关系，便于测量肿块大小和纵横比。

（四）乳腺肿物的测量方法和病变定位

1. 测量应包括肿块的最长径，与之垂直断面的短径和前后径三个径线，测量导管宽度应取导管长轴切面测量。

2. 病变定位：目前常用的是时钟表盘式定位，参照时钟表盘，注明病变位于哪侧乳腺，几点钟位，距离乳头距离。

第二节　乳腺超声检查评估方法与 BI-RADS 报告系统

乳腺报告书写：应参照 ACR2013 版 BI-RADS 评价术语进行病变描述，最后给出病变的 BI-RADS 分类。

（一）超声 BI-RADS 术语

1. 背景：包括：①均匀的脂肪背景回声；②均匀的纤维腺体背景回声；③不均匀背景回声。

2. 肿块：指有占位效应的病灶，在两个不同的切面均可显示。主要从以下 6 个方面来描述肿块：

（1）形态：①卵圆形：肿块呈卵圆形（可能包括 2 或 3 个大分叶）；②圆形：肿块前后径和横径相同；③不规则形：肿块既非圆形，也非卵圆形。

（2）方位：①平行：即肿块长轴与皮肤平行。平行方位肿块的横径大于前后径；②不平行：肿块的前后径大于横径。对于圆形肿块，BI-RADS 也将其定义为和皮肤不平行。

（3）边缘：光整指边缘明确或锐利，病灶和周围组织间无浸润；不光整指肿块有下列一项或多项特征：模糊即肿块和周围组织间没有明确界限，边界难以确定；成角是指部分或全部边缘呈锐角；微小分叶表现为边缘有微小凹凸不平，呈圆齿状；毛刺状指肿块边缘有突出锐利针状物。

（4）内部回声：通过与乳房脂肪回声比较，将内部回声分为无回声、高回声、低回声、等回声和混合回声5种，混合回声是指肿块含有无回声（囊性）和有回声（实性）成分。

（5）后方特征：包括后方回声无改变、后方回声增强、后方回声衰减（不包括侧方声影）及后方回声混合性改变（一种以上的后方回声特征）4个特征。

（6）周围组织：包括对周围组织无影响；对周围组织有影响：包括结构紊乱（正常解剖层次破坏，Cooper 韧带增厚或僵直）；导管改变（不正常的管径或导管呈树枝样改变）；皮肤改变：皮肤增厚（正常小于 2 mm) 和皮肤回缩（皮肤表面凹陷或边界不清，呈绷紧状态）；水肿（周围组织增厚，回声增强）。

3. 钙化或导管内钙化：①未探及钙化；②探及钙化或导管内的钙化。

4. 特殊状况：①簇状小囊肿：一簇直径小于 2 ～ 3 mm 的无回声灶，分隔薄，小于 0.5 mm，无实性成分。簇状的小囊肿可认为是良性，建议短期随访。②复杂囊肿：囊肿内出现液体－碎屑分层。复杂囊肿可包含高回声灶，当体位改变时可出现回声漂浮征象。复杂囊肿不包含壁上出现实性结节的情况。若囊肿内出现实质性成分，则归为混合性肿块。③皮肤肿块：包括皮脂囊肿或表皮囊肿、瘢痕、痣、神经纤维瘤和副乳头等。④异物：如标记夹、线圈、金属线、导管、硅胶以及与外伤有关的金属或玻璃等。⑤乳腺内淋巴结，包括腋窝部乳腺内的淋巴结。⑥腋窝淋巴结。2013 版中还增加了单纯性囊肿、动静脉异常（包括动静脉畸形和假性动脉瘤）、血管异常，Mondor 病（胸腹壁血栓性静脉炎）、术后积液及脂肪坏死等内容。

5. 血供：分为病变内未见血供、病变内有血供及边缘有血供。

（二）乳腺超声 BI-RADS 分类标准

1. 评价不完全：0 类，需进行其他影像学进一步检查。

2. 评价完全（最终分级）

BI－RADS 1 类：阴性，超声检查未发现肿物、组织结构扭曲、皮肤增厚或钙化等异常表现。

BI－RADS 2 类：良性病变，包括单纯性囊肿、乳腺内淋巴结、乳腺置入物、乳腺术后的稳定性改变和连续超声检查未发现改变的纤维腺瘤等。

BI-RADS 3 类：可能良性病变，恶性概率 < 2%，建议短期随访。常见的病变是纤维腺瘤（图 10-2-1）。

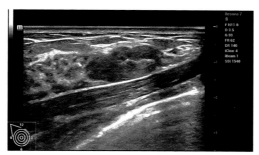

图 10-2-1 乳腺内低回声结节，边缘光整清晰，呈分叶状，后方回声有增强，考虑 BI-RADS 3 类病变，病理为纤维腺瘤

BI-RADS 4 类：可疑恶性病变，恶性概率 3% ~ 94%，应考虑活检。4 类进一步细分为 4 A、4 B 及 4 C 三亚类，恶性程度分界点为 10%、50%，均建议进行活检确诊。

BI-RADS 5 类：高度提示恶性病变，恶性度 > 95%，建议活检（图 10-2-2）。

BI-RADS 6 类：活检证实的恶性病变。

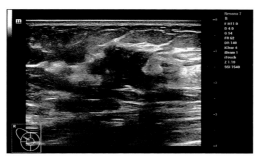

图 10-2-2 右乳内上象限实性低回声结节，边缘可见成角及毛刺，纵横比大于 1，归为 BI-RADS 5 类，病理为浸润性癌

第十一章 妇产科体检超声检查

第一节 概述

（一）检查目的

体检超声需评估子宫及双附件区有无占位性病变。

（二）适应证

先天性变异；子宫局灶性占位性病变，例如子宫肌瘤、腺肌症等；卵巢肿瘤、卵巢囊肿、子宫内膜异位等；输卵管病变；盆腔内病变。

（三）妇产科超声扫查方法

妇科体检超声检查分为经腹壁超声和经阴道超声两个检查途径，前者适用于未婚女性，需要适量充盈膀胱，已婚女性最好选用后者，可以更为清晰地显示盆腔内结构，无须特殊准备。

1. 经腹壁扫查

（1）适用于未婚女性、月经期和老年女性阴道明显萎缩者，检查前需充盈膀胱，患者取平卧位，暴露下腹部至耻骨联合上缘。观察病变回声变化或移动性时需要患者变换体位。

（2）探头置于下腹部，进行纵向、横向、斜向及多角度扫查。显示子宫的纵断面和横断面。测量时需显示子宫最大纵断面（图11-1-1A），横断面测量需取子宫体部最宽处（图11-1-1B），与纵径垂直。卵巢的最长断面测量纵径，旋转探头90°测量卵巢最宽处的横径。

2. 经阴道扫查

（1）检查前嘱患者排尿，脱右侧裤腿后取膀胱截石位检查，检查前腔内探头需配置隔离套。

（2）检查过程中随时调整探头的位置和方向（图11-1-2），全面扫查子宫和双侧附件区。子宫及卵巢标准断面要求同经腹壁扫查（图 11-1-3）。

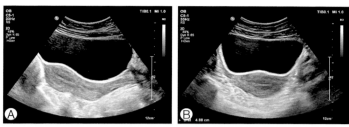

图 11-1-1　膀胱适度充盈情况下，子宫显示良好，
子宫轮廓和内膜线显示清晰

A 经腹部扫查子宫矢状面；B 经腹部扫查子宫冠状面

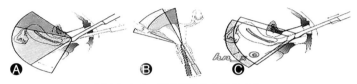

图 11-1-2　调整探头的位置和方向

（https://www.sohu.com/a/117868542_387204）

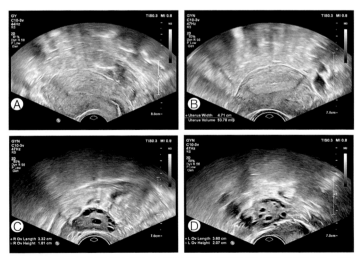

图 11-1-3　经阴道扫查子宫矢状面 (A)、冠状面 (B) 及卵巢切面 (C、D)

3. 超声测量方法及观察内容

（1）子宫正常测量值（张武，现代超声诊断学）：子宫大小取

决于年龄和激素水平。成年未育妇女子宫长径 7 ~ 8 cm（包括宫颈），横径 4 ~ 5 cm，前后径 2 ~ 3 cm。已生育妇女的子宫稍大，长径增加约 1 cm，多产妇增加约 2 cm，且正常变异较大。产后子宫均匀增大，以后逐渐趋于恢复，绝经后子宫萎缩。

宫颈与宫体之间在声像图上缺乏截然的区别，只能估算宫体与宫颈大致比例。成年妇女宫颈长 2 ~ 3 cm，子宫体底部与宫颈长径之比大致为 2 ∶ 1。绝经后宫体逐渐萎缩，大约 1 ∶ 1（子宫长 3.5 ~ 6.5 cm，前后径 1.5 ~ 1.8 cm）。

（2）子宫内膜厚度：随月经周期的不同阶段而不等，晚期分泌期前后壁内膜总厚度不超过 12 mm。绝经后子宫内膜厚度小于等于 4 mm。

（3）卵巢的测量：须测量纵径、横径和前后径三条径线。

成年妇女卵巢径线约为 3 cm×2 cm×2 cm，绝经后卵巢体积略小。

（4）超声评估内容

①位置：正常情况下，子宫可以前位、中位或后位，亦可稍向左或向右倾斜。卵巢位于子宫两侧，可偏于子宫前方、后方或上方。超声检查需首先评估子宫及双侧卵巢位置及其关系，然后才能发现和识别异常结构，并评估异常结构与子宫和卵巢的关系，有助于诊断病变。

②大小和形态：应常规测量子宫、双侧卵巢及肿物的大小，并描述其形态，以便于超声随访或观察。

③内部回声：评估子宫、双侧卵巢的回声变化，发现肿物时，应给予相应的声像图描述。

④子宫周围组织情况：注意观察子宫、卵巢周围有无异常回声，直肠子宫陷凹及双髂窝有无积液等。

第二节　体检常见妇产科疾病诊断与鉴别诊断

（一）子宫肌瘤

通常为低回声，可能伴有后方声影；如果肌瘤发生变性和液化则呈无回声且后方回声增强，脂肪变性或钙化时呈强回声。浆膜下肌瘤时可以导致子宫边缘呈分叶状。黏膜下肌瘤可引起宫腔回声变形（图 11-2-1 ~ 图 11-2-4）。

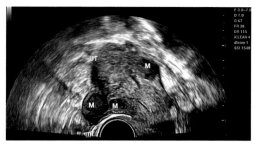

图 11-2-1 子宫多发肌瘤（肌壁间），可见肌壁间多个边界清的低回声
结节，肌瘤结节的回声强度低于子宫肌层的回声如图中 M 所示

UT：子宫

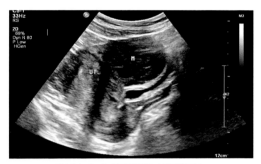

图 11-2-2 子宫肌瘤（浆膜下）

UT：子宫；M：浆膜下肌瘤

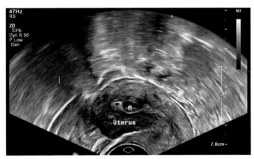

图 11-2-3 子宫肌瘤（黏膜下）

Uterus：子宫；M：黏膜下肌瘤

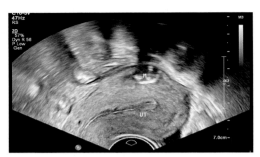

图 11-2-4　子宫肌瘤（肌壁间肌瘤部分钙化）

UT：子宫；M：钙化的肌瘤，局部呈强回声

（二）先天性子宫畸形

例如双子宫（图 11-2-5），双角子宫横切时宫底呈双叶形，如果结合三维成像看宫腔形态更为直观（图 11-2-6，图 11-2-7）。

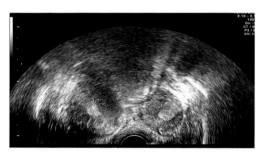

图 11-2-5　双子宫（经阴道扫查宫底横断面）

UT 分别为左侧及右侧子宫

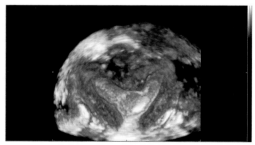

图 11-2-6　双角子宫（三维成像）

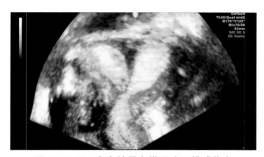

图 11-2-7　完全性子宫纵隔（三维成像）

（三）宫腔内回声异常

内膜回声正常情况下表现为子宫中心的低回声，周边有线样强回声围绕，随月经周期可有相应变化（图 11-2-8）。

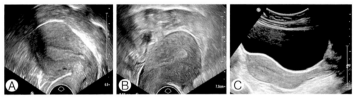

图 11-2-8　子宫内膜的测量

A、B、C 经阴道及经腹壁测量

超声发现内膜回声异常增厚或增强时可以进一步评估原因，例如炎性改变、腺瘤样增生或息肉、子宫内膜异位、子宫内膜癌或转移性卵巢癌、异位妊娠的蜕膜反应、宫内早孕（图 11-2-9）等。

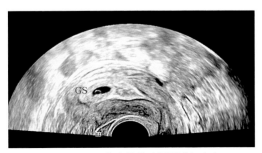

图 11-2-9　宫内早孕（经阴道扫查）

GS：宫内妊娠囊，内可探及卵黄囊，呈无回声

(四) 宫内节育器

超声可以评估节育器的位置和形状 (图 11-2-10)。

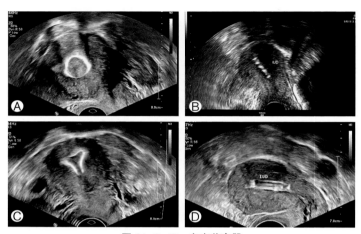

图 11-2-10 宫内节育器

A. 宫内圆环;B. 固定式宫内节育器吉妮环;C. 宫形环;D. T 形环

(五) 宫颈肿物

正常宫颈测量在子宫矢状面从宫颈内口至宫颈外口 (图 11-2-11),宫颈肿物可由局部肿物所致,例如平滑肌瘤、宫颈癌、子宫颈腺囊肿 (图 11-2-12) 等,超声可以显示肿物囊实性,判别肿物性质。

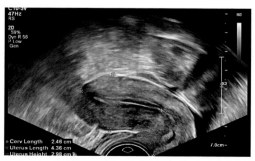

图 11-2-11 正常宫颈测量,测量标记 "×" 为宫颈的测量

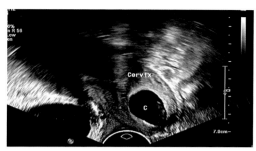

图 11-2-12　宫颈囊肿

Cervix：宫颈；C：宫颈囊肿

（六）卵巢改变

体检中经常会发现卵巢的改变，有时是双侧的，有时是单侧的，卵巢双侧性增大多见于多囊性改变以及卵巢过度刺激综合征，单侧性增大则多见于卵巢肿物。

1. 卵巢多囊样改变：多为双侧卵巢改变，卵巢体积变大。所谓的"多囊"是卵巢内的窦卵泡，卵泡的直径一般均小于10 mm，且随经期大小无明显变化，看不到优势卵泡，卵泡也一般不突出于卵巢被膜，在卵巢的长轴切面由于均匀大小的卵泡在卵巢排列成"串状"，形似珍珠项链，也称"项链征"（图 11-2-13），辅助生育技术促排卵后卵巢增大明显，也表现卵巢内多个无回声，大小不等有分隔（图 11-2-14）。

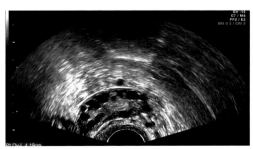

图 11-2-13　多囊样改变的卵巢（可见"项链征"）

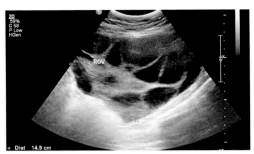

图 11-2-14　促排卵后过度刺激的卵巢
ROV：右侧卵巢，内可见多个无回声

2. 卵巢非赘生性囊肿：卵泡囊肿、黄体囊肿、黄素囊肿、子宫内膜异位囊肿也称作"巧克力囊肿"（图 11-2-15）等，结合受检者的月经周期及临床病史超声可以给出诊断和鉴别诊断。

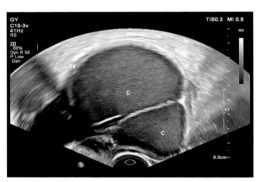

图 11-2-15　卵巢巧克力囊肿（内膜异位囊肿）
LOV：左卵巢；C：卵巢内膜异位囊肿

（七）卵巢肿瘤

卵巢肿瘤是妇科常见的肿瘤，可发生于任何年龄，分为良性和恶性，其中恶性肿瘤又可以分为原发性和继发性。

囊性卵巢肿瘤绝大部分为良性，如畸胎瘤（图 11-2-16）、浆液性囊腺瘤和黏液性囊腺瘤（图 11-2-17，图 11-2-18），表现为一侧或双侧卵巢圆形或椭圆形的无回声区，形态规则，边界清晰，后方回声增强，多房性者内部可见纤细强回声分隔。囊性肿物表面或内壁出现乳头状高回声时（图 11-2-19），乳头越多越大，恶性可能越大。卵巢实性肿物（图11-2-20）可以为低回声、等回声或高回声，瘤体内成分多样可以致回声不均匀，如果肿块生长迅速，与周围组织分界不清，应考虑恶性肿瘤的诊断（图11-2-21）。

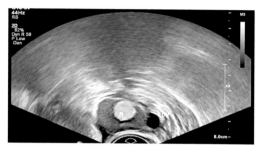

图 11-2-16　卵巢畸胎瘤（卵巢内的强回声团）

LOV：左卵巢；M：畸胎瘤，边界清的无回声区内含中强回声（高回声）光团，
呈圆形或椭圆形，边缘清晰，呈"面团征"

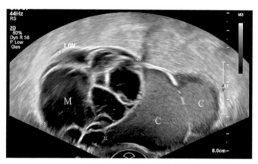

图 11-2-17　卵巢浆液性囊腺瘤

LOV：左卵巢；M：卵巢浆液性囊腺瘤，内可见多个分隔，旁边还有巧克力囊肿(C)

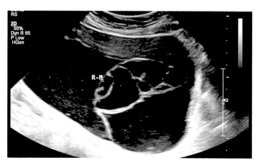

图 11-2-18　图中 R-M 为卵巢浆液性囊腺瘤（内可见多个分隔）

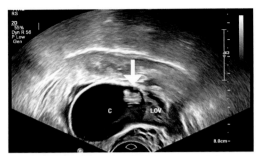

图 11-2-19　卵巢囊肿（内可见乳头）

LOV：左卵巢；C：卵巢囊肿，箭头标记为囊壁的乳头

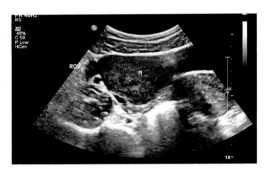

图 11-2-20　卵巢实性肿瘤（无性细胞瘤）

经腹壁扫查右侧附件，看到边界清的低回声包块

ROV：右卵巢；M：右卵巢内实性肿瘤，病理证实为无性细胞瘤

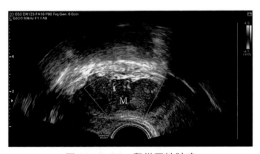

图 11-2-21　卵巢恶性肿瘤

图中 M 所示，为实性肿瘤，边界不清，形态不规则，血流丰富

　　体检超声可以评估卵巢肿物大小，判断囊实性，但是进一步诊断尚需慎重。需仔细观察肿瘤边界、内部回声、对侧卵巢及子宫情况，有无腹水。除少数卵巢肿瘤有特殊声像图表现外，绝大部分仍需结合临床综合考虑，检查结束应嘱受检者门诊就诊及进一步检查以明确诊断。

第十二章　超声心动图常规操作规范

第一节　环境及患者准备

1. 检查环境应安静、整洁、相对封闭、光线略暗，保证患者放松、舒适。

2. 按照患者预约或特殊安排的顺序，称呼患者姓名，请患者进入检查室。

3. 向患者简单介绍检查的准备、目的、内容及所需时间。

第二节　具体程序

请患者左侧卧位于检查床上（特殊患者可取平卧位、半卧位或坐位），暴露前胸部。标准切面如下。

（一）胸骨旁长轴切面（图 12-2-1，图 12-2-2）

探头置于胸骨旁左侧第 2 ～ 4 肋间，距离胸骨正中线约 4 cm 处（瘦长体型、肺气肿患者偏下；肥胖体型患者偏上），示标指向 11 点左右，显示左心长轴切面。

1. 切面标准

二维图像要求：室间隔与升主动脉连续在屏幕上近于水平位。

心底部分应显示：右室流出道、升主动脉、主动脉窦部、主动脉根部、主动脉瓣、左房、二尖瓣。

心室部分应显示：右室前壁、右室、前室间隔基底段－中段、左室腔、左室流出道、左室后壁基底段－中段。

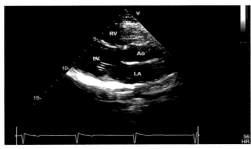

图 12-2-1 胸骨旁长轴标准二维切面

RV：右心室；LV：左心室；Ao：主动脉；LA：左心房

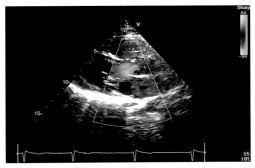

图 12-2-2 胸骨旁长轴切面二维基础上彩色多普勒血流显示

2. 在此基础上，M 型超声显示

● 4 区线：观察主动脉壁运动、主动脉主波、重搏波、主动脉右冠瓣、无冠瓣形态、运动（图 12-2-3）。

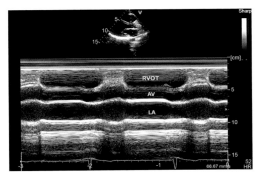

图 12-2-3 二维超声指导下的 M 型超声 4 区切面显示

AV：主动脉瓣；RVOT：右心室流出道；LA：左心房

● 2b 区线：观察二尖瓣形态、运动方式、运动幅度（图 12-2-4）。

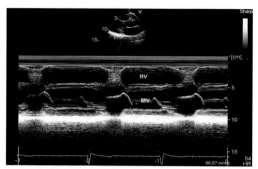

图 12-2-4　二维超声指导下的 M 型超声 2b 区切面显示
RV：右心室；MV：二尖瓣

● 2a 区线：观察右室前壁、室间隔、左室后壁厚度、运动幅度、左室腔径线变化、此切面上测量左室射血分数（Teicholz 法）及左室心肌重量（图 12-2-5）。

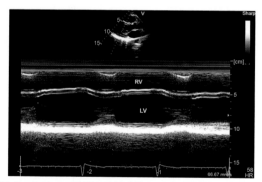

图 12-2-5　二维超声指导下的 M 型超声 2a 区切面显示
RV：右心室；LV：左心室

（二）胸骨旁短轴切面（图 12-2-6～图 12-2-9）

1. 探头在上切面位置，顺时针转动 90°，示标指向 2～3 点，切面向头倾斜，显示大动脉短轴切面。

（1）此切面正中显示主动脉短轴及主动脉右、左、无冠瓣三瓣，观察瓣叶形态及启闭情况，必要时应用 CDFI 观察。

（2）主动脉左前方显示肺动脉长轴，显示肺动脉左前、右后瓣叶，观察形态及启闭、CDFI 显示、瓣上、瓣下血流及可能的反流，观察肺动脉分叉，除外 PDA。

（3）主动脉正前方显示右室流出道，注意宽度、壁厚度及运动有无异常。

（4）主动脉右前方为右室的一部分。

（5）主动脉右方是三尖瓣隔叶及前叶，注意瓣叶形态及启闭、CDFI、了解正向血流及反流情况。

（6）主动脉正后方是左心房，可观察左房大小、有无血栓、有时可显示左心耳结构。

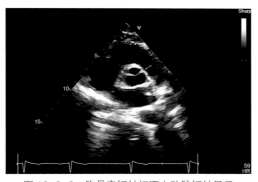

图 12-2-6　胸骨旁短轴切面大动脉短轴显示

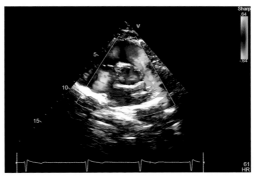

图 12-2-7　胸骨旁短轴切面大动脉短轴彩色多普勒血流显示

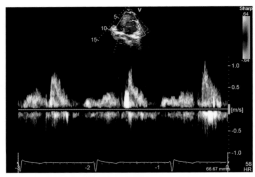

图 12-2-8　胸骨旁短轴多普勒超声三尖瓣血流频谱显示

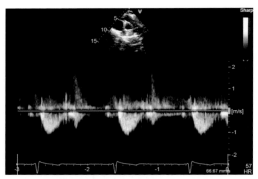

图 12-2-9　胸骨旁短轴多普勒超声肺动脉瓣血流频谱显示

2．切面略向足侧倾斜，显示心室基底部切面，标志为二尖瓣口（图 12-2-10）。

（1）观察二尖瓣形态、启闭，必要时 CDFI 显示血流二尖瓣狭窄患者在此切面应用轨迹描记法测二尖瓣口面积（MVA）。

（2）观察左室各壁基底段厚度、运动幅度、增厚率及运动速度（前壁 1～3 点、侧壁 3～5 点、后壁 5～7 点、下壁 7～9 点、间隔 9～11 点、前间隔 11～1 点）。

（3）观察右室形态（新月形），右室前壁运动幅度、增厚率、运动速度。

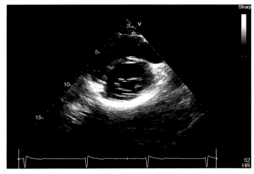

图 12-2-10　胸骨旁短轴左室基底段二维切面显示

3．切面连续向足侧倾斜，显示心室中部各段短轴，标志为乳头肌（图 1-2-11）。

（1）观察左室各壁中段室壁厚度、运动幅度、运动速度、收缩期增厚率。

（2）观察右室形态及右室壁运动。

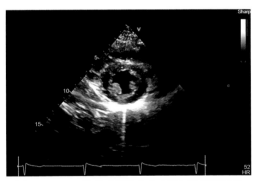

图 12-2-11　胸骨旁短轴左室中段二维切面显示

4．切面连续向足侧倾斜，显示心室各壁心尖段（前、侧、下、间隔）（图 12-2-12）。

观察心尖部室腔的形态、室壁运动。

此切面因肺气干扰显示困难，心尖部心梗、扩心病、心尖部肥厚型心肌病时，尤其应该注意。

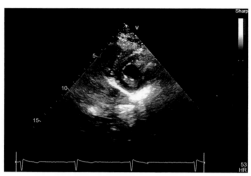

图 12-2-12　胸骨旁短轴左室心尖段二维切面显示

（三）心尖四腔切面（图 12-2-13～图 12-2-17）

患者取斜位（后背部与诊床面成30°角），探头置于心尖部（男性：左乳头内侧1 cm；女性：左乳腺下方），对于各种"大心脏"，心尖位置可能明显偏左偏下应注意。示标指向2～3点，探头柄与胸壁成角约20～30°，探头指向胸锁关节方向。

要求显示四个房室，室间隔位于正中，且垂直显示。

1. 观察左室侧壁基底段、中段及心尖段心肌、间隔基底段、中段及心尖段厚度、运动幅度及增厚率，二尖瓣叶形态、启闭，CDFI 显示二尖瓣血流及反流，左房的左右径、左右心室内径上下径、面积及四条肺静脉入口。

2. 观察右室形态、大小、室壁（侧壁）厚度及运动幅度、三尖瓣隔叶前叶形态、启闭、CDFI 显示血流及反流。

另外注意观察左右心室心尖部形态差异、相对比值，二尖瓣、三尖瓣位置关系。

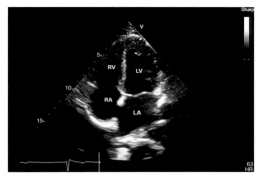

图 12-2-13　心尖四腔心二维切面超声显示

RV：右心室；LV：左心室；RA：右心房；LA：左心房

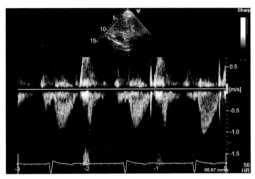

图 12-2-14　心尖四腔心左室流出道多普勒血流显示

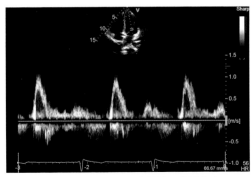

图 12-2-15　心尖四腔心多普勒二尖瓣血流显示

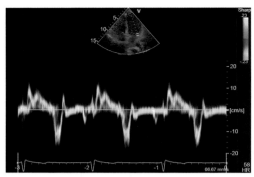

图 12-2-16 心尖四腔心左室侧壁组织多普勒室壁运动速度显示

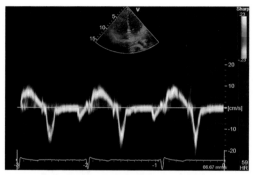

图 12-2-17 心尖四腔心左室室间隔组织多普勒室壁运动速度显示

（四）心尖五腔切面（图 12-2-18）

探头位置不变，二维切面向前倾斜，显示主动脉瓣及部分升主动脉。

观察主动脉瓣形态、启闭，CDFI 显示血流及反流，此时间隔部分多为前间隔。

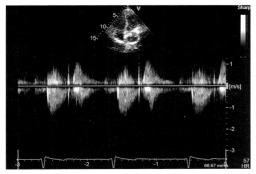

图 12-2-18　心尖五腔心主动脉瓣上连续波多普勒血流显示

（五）心尖二腔切面（图 12-2-19）

探头位置不变，示标逆时针转 90°，示标指向 12 点，显示左室前壁，下壁的基底段及中段、心尖段，了解左室壁厚度、运动幅度、增厚率、二尖瓣叶、左心耳、冠状静脉窦。

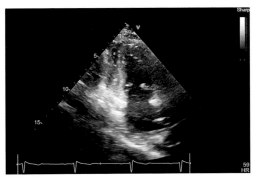

图 12-2-19　心尖两腔心二维切面左室前壁及下壁显示

（六）心尖长轴切面（图 12-2-20，图 12-2-21）

探头位置不变，示标指向 11 点，显示左房、左室，前间隔、后壁、部分下壁心尖段、部分右室、二尖瓣、主动脉瓣。

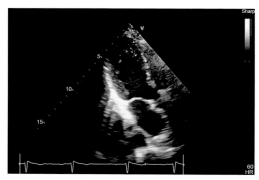

图 12-2-20 心尖长轴二维切面左室前间隔及后壁显示

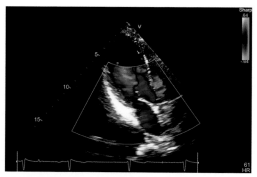

图 12-2-21 心尖长轴二尖瓣血流及左室流出道彩色多普勒血流显示

（七）剑突下切面（图 12-2-22）

四腔心切面：探头置于剑突下，示标指向 5 点，调整切面显示四腔心，观察室壁运动，左右室内径。

短轴切面：探头顺时针旋转，示标指向 3 点，切面分别向心底及心尖偏转，了解各节段结构及运动。

下腔静脉长轴切面：显示下腔静脉近心端及肝静脉，测量下腔静脉宽度及呼吸变化率。

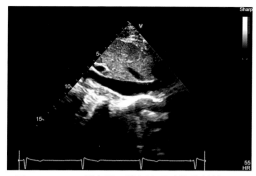

图 12-2-22　剑突下二维切面下腔静脉长轴显示

（八）胸骨上窝切面

枕头置放入颈后，头后仰，下颌向右侧偏转，示标指向 1 点，检查升主动脉弓部及分支，降主动脉起始部，示标指向 3 点，检查短轴弓部。

在庞大的体检数量前提下，超声医师既要有条不紊地完成检查工作量，又要保证检查质量，尽量避免漏诊。对于体检超声医师来说，发现病变远比诊断病变更有价值。规范化的扫查手段和扎实的临床知识是有效完成体检工作的前提。有条理和完整全面的扫查可以有助于发现病变，减少漏诊。发现异常时需要结合所掌握的知识进行必要的诊断和鉴别诊断，给出客观合理的超声诊断结论和建议，既不能草率诊断贻误患者病情，也要避免过度诊断引起患者焦虑情绪。系统规范的质量控制和适当的体检工作量是圆满完成超声体检工作的保障。

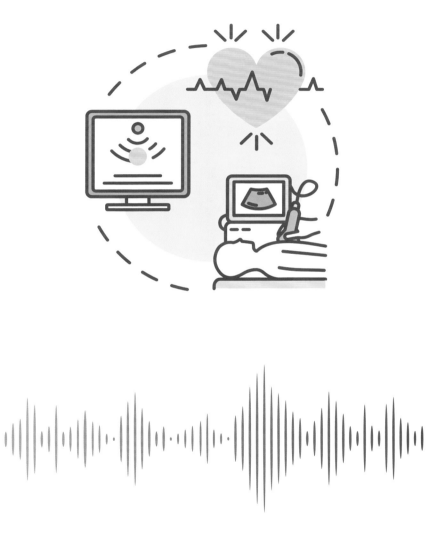

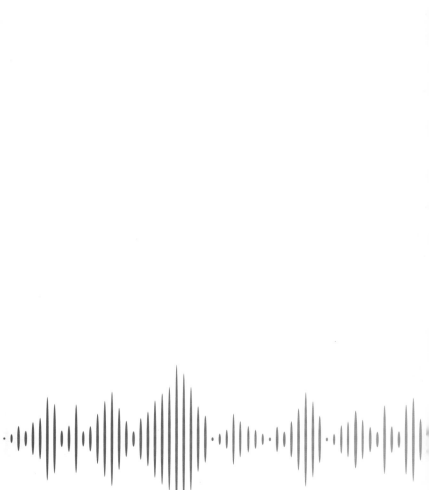